청 년 건 강 백 세 ①

눈병

청 년 건 강 백 세 ①

눈병

이무일 (강남밝은안과 원장) 지음

좋은 책 좋은 독자를 만드는—
㈜신원문화사

반드시 알아두어야 할
눈질환과 예방법에 대하여

'시력이 떨어진다', '눈이 피곤하다', '눈이 충혈된다', '눈 앞에
벌레 같은 것이 날아다닌다' …….

사람들은 자주 이런 증상을 호소한다. 그렇다면 이와 같은 증상들
은 어떤 이유로 나타날까?

먼저, 눈의 일반적인 역할과 기능을 알아보도록 하자. 안구는 직경
이 24밀리미터에 불과하고 안구의 용적은 약 6.5cc밖에 되지 않는
작은 기관이다. 하지만 우리는 세상의 모든 정보 중 8할 이상을 이
작은 기관을 통해 보고 파악한다. 이 때문에 눈에 장애가 생기면 일
상생활에 큰 지장을 초래한다.

또한 눈은 우리 몸이나 뇌를 비추는 거울이다. 당뇨병이나 고혈압
같은 전신의 병이 눈 검사로 발견되고, 물체를 보는 데 이상이 생겨
검사한 결과 뇌종양으로 판명되는 경우도 있다. 마찬가지로 컨디션
이 나쁘거나 정신적 스트레스가 생기면 반드시 눈이 피곤해진다.

요즘은 눈질환 치료방법이 매우 발달해서 레이저치료나 현미경수술을 통해 많은 사람들이 실명의 위기를 넘기고 있다. 그러나 사회 전체가 점점 고령화되면서 각종 눈질환이 증가하는 실정이다. 한 예로 백내장 같은 경우는 고령화사회 속에서는 어느 누구도 피할 수 없는 질환으로 여겨지고 있다. 아울러 아무리 치료법이 발달해도 적절한 시기에 그에 맞는 치료를 하지 않으면 쉽게 고칠 수 있는 질환도 불치병이 되는 경우가 많다.

여기에서 한 가지 생각해야 할 것이 있다. 우리는 건강에 이상이 생기면 곧바로 병원이나 약국을 찾는다. 그렇다면 눈에 대한 건강역시 그 정도로 신경쓰고 있을까? 물체가 이상하게 보이는데도 아프지도 않고 별로 신경쓰이지 않는다고 해서 그대로 방치하는 경우는 없을까?

눈을 '마음의 창'이라고 했듯이 경우에 따라서는 신체기관 중 가장 소중한 부분이기도 하다. 그럼에도 불구하고 무심히 지나치는 일은 없을까? 아마도 많은 사람들이 이 물음에 고개를 끄덕일 것이다.

그만큼 그런 경우가 매우 많기 때문이다. 따라서 눈이 이상징후를 나타내는 신호를 소홀하게 지나쳐서는 절대 안 된다.

이 책은 눈의 여러 가지 병을 이해하고 적절한 치료와 대책을 세우기 위해 반드시 알아두어야 할 지식을 소개하고 있다. 또한 근시나 원시, 난시, 노안 등 일상생활에서 생길 수 있는 눈에 관련된 문제나 눈의 상처에 대한 예방법 등도 다루고 있다.

조금만 관심을 기울이면 건강한 눈을 간직할 수 있다. 우리 모두에게 눈과 건강의 조화를 잘 유지하기 위해 이 책이 활용되고 도움이 될 수 있었으면 하는 바람이다.

강남밝은안과 원장 이 무 일

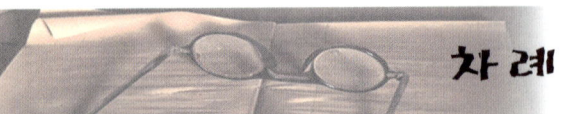

차 례

1장 / 이런 증상에는 이런 질병을 의심하자

1

이런 증상에는

이런 질병을 의심하자

눈은 미적인 구성요소일 뿐만
아니라 외부세계를 인식하고 이를
통해 정보를 받아들이는 데
필수적인 감각기관으로,
대인관계에도 큰 영향을 끼친다.
이 때문에 눈의 중요성은 아무리
강조해도 지나치지 않다.

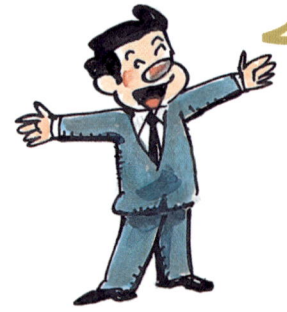

1. 사물이 이상하게 보일 때

사물이 이상하게 보이는 현상은 한쪽 눈에 나타나는 경우와 두 눈에 동시에 나타나는 경우가 있다. 한쪽 눈에만 나타날 경우에는 보이는 것이 이상하더라도 모르고 지나칠 수가 있다.

"요즘 들어 시력이 약해진 것 같다", "안개가 낀 것처럼 흐릿하게 보인다"라고 말하는 중년이라면 백내장을 의심할 수 있다. 또한 중년 이후의 사람이 가까운 곳을 볼 때 흐릿해서 식별이 어렵다면 노안을 생각할 수 있다. 나이가 들어감에 따라 생기는 백내장이나 노안은 노화에 따른 현상이라고 할 수 있다.

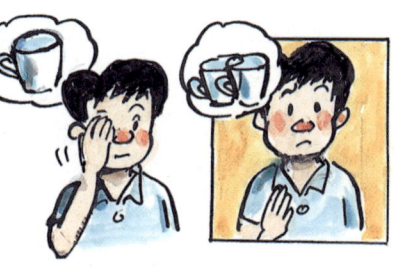

한쪽 눈만 이상할 경우 모른 채 지나칠 수 있으므로 특히 주의해야 한다.

이럴 경우에는 치료시기가 늦었다고 해서 크게 걱정할 것은 없다. 하지만 시력저하는 또 다른 질환을 유발할 수 있으므로 그 원인을 빨리 찾아보는 것이 중요하다.

"어느 날 갑자기 잘 안 보인다"라고 호소할 경우에는 여러 가지 질환을 생각할 수 있다. 그중에서도 서둘러야 할 것은 망막중심동맥폐쇄증이다. 이 병은 한쪽 눈에만 생기는데, 뇌의 혈관장애와 같다. 따라서 몇 시간 안에 서둘러 치료하지 않으면 회복이 불가능하다.

그 밖에 시신경의 질환인 시신경염, 시신경증, 급성 녹내장, 안저출혈 등이 광범위하게 생겼을 때에도 갑자기 보이지 않을 수 있다. 또한 가시거리 주변이 보이지 않으면서 시야가 점점 흐려지기도 하는데, 이 경우에는 망막과 시신경, 그리고 뇌에 문제가 있는지를 의심해야 한다.

고령자에게 많이 나타나는 녹내장은 자신도 모르는 사이에 서서히 시야가 흐려진다.

빈도는 매우 적지만 시야 전체가 좁아지는 대표적인 병인 망막색소변성증도 알아두어야 한다.

망막이 떨어지는 망막박리에서는 한쪽 눈의 시야가 불규칙적으로 저하된다. 떨어진 부분의 망막만큼 시야가 보이지 않기 때문이다. 예를 들어 망막의 위쪽이 떨어지면 시야는 아래쪽이 보이지 않는다.

뇌에 종양 같은 것이 생겨도 시야가 보이지 않게 된다. 결국 시야가 보이지 않는 방향에 따라서 장애가 생긴 부위를 짐작할 수 있다.

시야의 중심이 어둡고 잘 보이지 않는 것을 중심암점이라고 한다. 중심암점이 생기면 망막의 병이나 시신경의 병을 의심해야 한다.

망막의 병 중에서도 황반변성, 황반원공, 중심성 망막증 등은 안저의 중심에 해당하는 황반부에 장애가 생기는 것으로, 중심암점이 나타난다. 장애가 황반부의 중심에 미치면 시력저하가 생긴다. 또한 시신경의 중심이 장애를 받아도 중심암점이 생긴다. 이럴 때는 시신경염이나 시신경증 등을 의심해야 한다.

2. 일상적으로 나타나는 눈병들

사물이 비뚤어지거나 일그러져 보이는 것을 변시증이라고 한다. 이것은 망막 황반부에 가벼운 장애가 생긴 증상으로, 황반부 병의 초기증상 또는 병이 어느 정도 나은 다음에 후유증으로 잘 나타난다. 예를 들면, 망막박리가 눈의 중심부인 황반부에 발생하면 사물이 일그러져 보이는 경우가 있다. 또한 중심성 망막증의 후유증으로 변시증이 남을 수도 있다. 따라서 변시증의 징후를 알고 있다면 황반부 병을 빨리 알아내는 데 도움이 된다.

"어두운 곳에서 잘 안 보인다"고 할 때는 대개 야맹증을 생각할 수 있다. 예전에는 비타민A의 결핍으로 잘 생긴다고 했는데, 현재에 와서는 비타민A의 결핍으로 인한 야맹증은 거의 발견할 수 없는 대신, 야맹증이 생기는 대표적인 병으로 망막색소변성증을 꼽는다. 이것은 선천성 요인 때문에 생기는 병으로, 야맹증 증상으로 생각하는 경우가 많다.

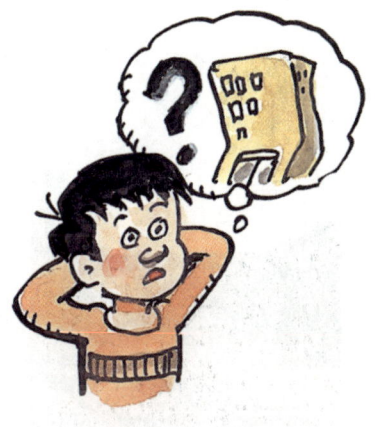

눈앞에 먼지가 날아다니고 벌레 같은 것이 보인다고 호소하는 경우도 있다. 사람에 따라 표현은 제각기 다르지만 "눈앞에 까만 것이 날아다니는 것처럼 보인다"라고 하는데, 이것을 비문증이라고 한다.

사물이 일그러져 보이면 변시증을 의심하자.

비문증은 흔하게 나타나는 질환으로, 원인은 두 가지로 나눌 수 있다.

하나는 생리적인 비문증이다. 이 증상은 대개 밝은 곳을 볼 때, 예를 들어 파란 하늘이나 하얀 벽 같은 곳을 보면 까만 것이 날아

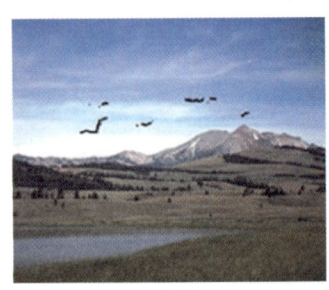
비문증

다니는 것이 보일 때가 있다. 이것은 눈 속의 유리체가 완전 투명하지 않고 세포나 섬유색소 등이 섞여 있기 때문에 그것이 안저에 비쳐 보이는 것이다.

다른 하나는 후부유리체박리로서, 유리체가 나이와 더불어 변성해서 안저의 망막에서 벗겨지기 때문이다. 이것 자체는 노화현상이라고도 할 수 있지만, 심각한 경우에는 망막열공이 발생해서 망막박리를 초래할 수도 있다.

이 밖에도 여러 가지 염증이나 출혈 등으로 유리체가 혼탁해지면 그 그림자가 망막에 비쳐져 비문증을 느끼는 경우가 있다.

생리적인 비문증은 그대로 두어도 괜찮지만, 중년 이후에 한쪽 눈에 비문증이 생겼을 때에는 확실한 진찰을 위해 안과에서 안저검사를 받아보는 것이 바람직하다.

하나의 사물이 둘로 보이는 현상을 복시라고 한다. 복시가 생기는 원인으로 흔히 생각할 수 있는 것이 사시다. 단, 유아기부터 사시가 있는 사람은 복시를 느끼는 경우가 드물다. 갑자기 사시가 된다는 것은 눈의 근육이 마비되는 안근마비가 있음을 의미한다. 사시는 눈꺼풀이 쳐지는 증상, 즉 안검하수로 인해 생길 수도 있다.

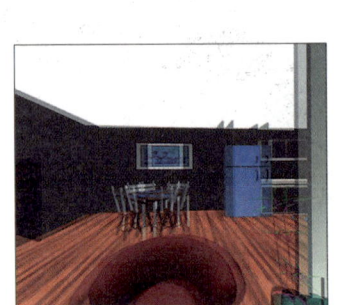
복시

복시 증상은 뇌질환이나 당뇨병 또는 머리의 외상 등 여러 가지 원인으로 발생하는데, 우선 원인을 조사해서 그에 따른 치료를 할 수 있다. 그러나 사물이 둘로 보이는 경우가 생기면 그 원인으로 어떤 병이 잠재해 있는지 모르기 때문에 반드시 검사를 받지 않으면 안 된다.

광시증이란 눈 앞에 빛이 비치는 것 같은 증상으로, 망막이나 뇌의 이상이 원인이기도 하다.

망막의 경우에는 시세포가 무엇인가로부터 자극을 받아 생길 수 있는데, 드물게는 망막박리나 그 외 다른 안과적 수술을 하고 나서 이러한 증상을 호소하는 사람도 있다.

일단 광시증이 나타나면 계속해서 번쩍번쩍 하는데, 그렇게 걱정할 것은 아니다. 광시증은 오히려 뇌에 원인이 있는 섬광암점에서 볼 수 있다. 이것은 뇌혈관의 경련에 의한 것으로 두 눈에 생긴다. 섬광이 날고 있는 것처럼 보일 때에는 뇌혈관 경련을 일으키고 있어 섬광이 없어지면 혈관이 확장해서 두통을 느낀다. 만일 안과에서 검진을 했는데 별 이상이 없다면 신경내과 등에서 검진을 통해 정확한 병명을 알아봐야 한다.

빛의 주위에 무지개가 보이는 경우가 있는데, 이를 달무리보임이라 한다. 이것은 예전부터 안압이 높은 사람에게 발생한다고 해서 녹내장의 대표적인 증상 중 하나로 여기고 있다.

최근에는 갑자기 안압이 올라가 급성 녹내장의 발작을 일으키는 경우는 적으므로, 안압이 높기 때문에 무지개가 보이는 경우는 그다지 흔하지 않다.

홍시증은 대부분 각막염 등으로 각막이 붓는 부종이 있거나 눈에 들어오는 빛의 강한 반사로 인해 생긴다. 또한 눈에 이물이 각막 표면에 붙어 생기는 경우도 있다.

3. 불쾌감을 유발하는 눈병들

>>> 눈이 피로한 경우

시력이 좋은 사람이 눈이 피로하다면 우선 생각할 수 있는 것이 원시다. 원시는 멀리 있는 것이 잘 보인다고 생각하는 사람들이 간혹 있다. 하지만 멀리 있는 것이나 가까이 있는 것이나 무리하게 조절하지 않으면 초점이 맞지 않는다.

젊을 때는 신체의 각 부위 스스로 조절능력이 높기 때문에 시력이 떨어지더라도 무리해서 보면 어떻게든 보이기 마련이다. 하지만 무리하게 보는 탓에 눈이 피로해지는 경우가 많다. 중년 이후의 사람들이 가까운 곳을 볼 때 피곤해진다면 노안이라고 생각해도 좋을 것이다.

어느 쪽이든 안정피로를 해소하기 위해서는 안경 등으로 눈을 교정하는 것도 한 방법이다. 그 밖에 컨디션이 좋지 않을 때나 정신적인 스트레스로 인해 눈이 피로해지는 경우도 있다.

어두운 곳에서 사물을 보면 쉽게 피로해지므로 주변의 환경에도 유의해야 한다. 특히 현대에 와서 컴퓨터 작업이 일반화되면서 시력도 약화될 수 있다. 이 때문에 적어도 1시간 작업에 10분 정도의 휴식을 취하는 것이 좋다.

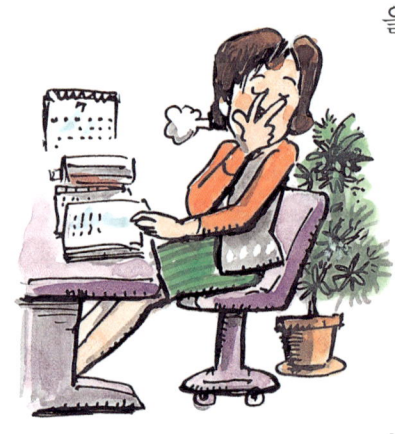

눈의 피로를 해소하기 위해서는 휴식이 반드시 필요.

눈의 피로를 풀어주는 데는 눈 체조와 눈 마사지가 도움이 될 수 있다. 눈 체조와 눈 마사지는 눈을 유연하게 해주고 긴장을

이완시켜 피로를 푸는 데 도움이 된다. 그렇다고 눈 체조로 시력
이 좋아진다는 것은 아니다. 눈 체조는 시선을 상하좌우로 움직
여 눈을 유연하게 하는 체조일 뿐이다.

　눈 체조의 요령은 다음과 같다.

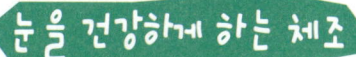
눈을 건강하게 하는 체조

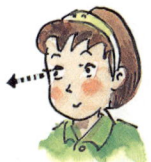

특정 물체에 초점을 맞
추지 않은 채로 눈을
가볍게 뜬다.

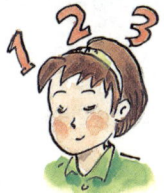

눈을 꼭 감은 채 '하나,
둘, 셋' 하는 식으로 셋
까지 센다.

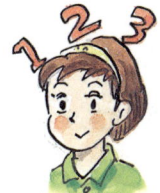

눈을 최대한 크게 뜬
채 셋까지 센다.

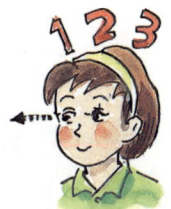

시선을 오른쪽으로 고
정시켜 셋까지 센다.
왼쪽으로도 반복한다.

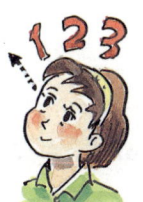

시선을 위쪽으로 향하
고 고정시킨 채 셋까지
센다.

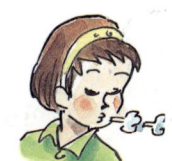

눈을 감고 크게 숨을
쉰다.

눈 마사지는 손바닥으로 긴장을 푸는 것으로 다음과 같이 한다.
① 30~40초 동안 숨을 고른다.
② 손바닥을 30회 정도 비벼 열이 나게 한 뒤 양미간 뼈 위 →
　　눈썹 위 → 눈꼬리 옆 → 눈 아래 → 양미간 사이 → 반대쪽

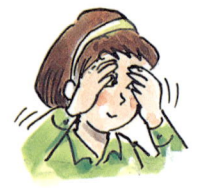

눈썹 위 → 반대쪽 눈꼬리 옆 → 반대쪽 눈 아래 → 눈 사이 순서로 마사지한다.

③ 가볍게 원을 그리는 동작을 절반은 시계방향으로, 나머지 절반은 시계 반대방향으로 50회 이상 반복한다.

>>> 눈이 아픈 경우

이런 증상을 자각하면 보다 정밀한 진단이 필요하다. 우선 눈 속에 이물질이 들어간 것 같고 아픈 경우에는 안쪽을 향해 자란 속눈썹 등으로 인한 이상이나 각막의 병을 생각할 수 있다. 각막에 상처가 났거나 실제로 이물질이 들어갔을 때도 이런 증상이 나타나며, 결막염일 경우에도 눈꺼풀의 안쪽이 버걱버걱하고 각막을 비비기 때문에 이물감을 느낀다.

>>> 만지면 아프다

이것을 압통이라고도 부르는데, 눈꺼풀을 눌러서 어딘가 한 군데가 아플 때는 흔히 다래끼(맥립종)일 경우가 많다.

>>> 두통을 수반한 눈의 아픔

눈은 뇌의 일부라고 할 수 있으므로 눈병이 머리까지 영향을 주는 경우도 있다. 급성 녹내장의 발작에서는 두통이나 오심과 더불어 눈이 아픈 것이 특징이다.

>>> 눈 속이 아프다

빈도가 높은 것이 3차 신경통이다. 다만, 3차 신경통이 있을 때에도 안구 속이나 눈꺼풀로 인한 병을 체크해야 한다. 또한 눈이 피곤해서 아픈 증세를 안정(眼精)피로라고 하는데, 원시나 노안일 때 안경을 벗고 생활하면 눈의 피로와 함께 눈이 아프다.

>>> 눈이 충혈된다

눈의 충혈에는 결막의 염증, 즉 결막염에 의한 결막충혈과 포도막염 또는 급성 녹내장 등과 안구 속 질환으로 인한 모양충혈 등이 있다.

결막충혈은 맑고 붉은색으로, 주변의 부위가 특히 빨갛게 되어 눈꺼풀의 속도 충혈된다. 이에 비해 모양충혈은 자홍색을 띠고, 안구결막은 각막의 주위가 충혈되며 눈꺼풀 속의 충혈증상은 그다지 없는 것이 특징이다.

결막충혈이라면 눈곱이나 눈물을 함께 수반하는데, 모양충혈에서는 눈물이 날 경우는 있지만 눈곱은 끼지 않는다. 결막염은 그대로 놔두어도 치유되는 경우가 있지만 모양충혈은 안과 전문의에게 상세하게 검사해서 그 원인을 살펴야 한다.

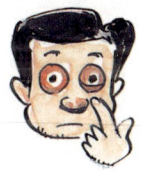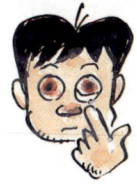

>>> 눈물이 자주 나온다

눈물은 눈의 표면을 덮어서 보호하고 있는데, 눈물이 눈 밖으로 흘러나오는 것을 유루라고 한다. 울 때도 눈물이 밖으로 흘러나오지만 눈 속에 이물질이 들어갔을 때, 결막염이나 각막염 등 눈에 염증이 있을 때에도 그 자극으로 인해 눈물이 많이 나온다.

그러나 눈물의 분비가 정상이라도 눈물이 과다하게 나올 경우가 있다. 눈물은 눈꺼풀 위쪽에 있는 누선과 눈꺼풀 속에 있는 부누선에서 분비되어 눈의 표면을 적시고 눈시울의 누점에서 눈물주머니에 들어가며, 비루관을 통해 코로 배출되고 있다.

이 배출통로가 막혀 눈물주머니에 감염을 일으키는 병이 누낭염으로, 눈물이 역류해서 눈 밖으로 넘쳐흐르는 질환이다. 비루관이 선천적으로 막혀 있을 때를 선천성 비루관 폐쇄라고 하는데, 주로 성인에게 비염이 있을 때 흔히 나타난다. 눈물이 코 속으로 흘러가려면 눈 가장자리의 안륜근의 구실이 중요하지만 나이로 인해 근육의 기능이 저하되어 눈물이 많은 사람도 있다.

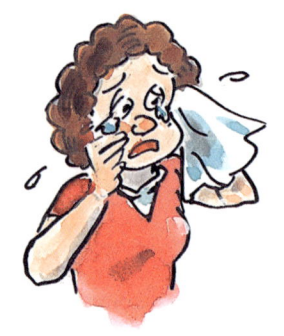

눈 속에 이물질이 들어갔거나 눈에 염증이 있을 때 눈물이 자주 나온다.

>>> 눈곱이 생긴다

눈곱이란 눈에서 생기는 분비물로서, 눈곱이 많아지는 대표적인 병은 결막염이다. 결막염은 세균성, 비루성, 알레르기성 등 여러 가지 원인으로 결막에 염증이 생기는 것을 말한다. 눈물주머니의 염증일 경우에는 눈물주머니에 고인 고름이 역류해서 나오는 경우가 있다.

>>> 눈이 가렵다

눈의 가려움은 알레르기성 결막염의 특징적인 증상이라고 할 수 있다. 가장 흔한 것은 꽃가루에 의한 화분증인데, 아토피성 피부염이 있는 사람에게 잘 생기는 봄철 질환으로 몹시 가려운 것이 특성이다.

　눈꺼풀의 가려움은 안검염의 대표적인 증상으로 세균이나 바이러스의 감염 혹은 화장품이나 약품에 의한 알레르기, 습진 등이 원인이 되어 생긴다.

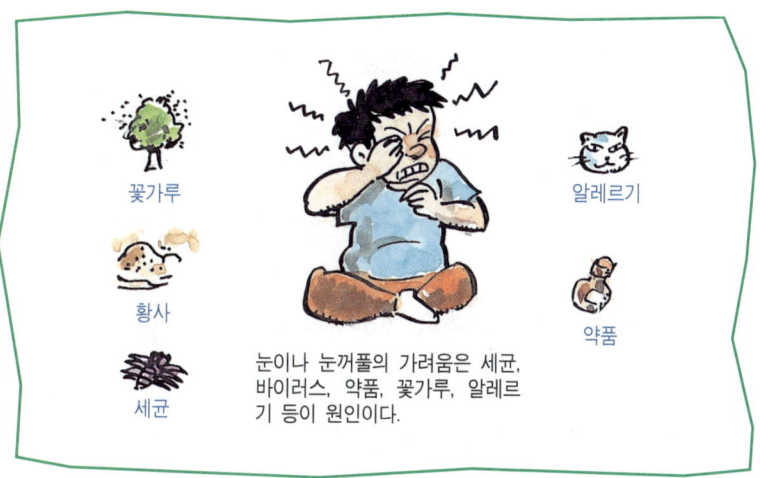

꽃가루

황사

세균

알레르기

약품

눈이나 눈꺼풀의 가려움은 세균, 바이러스, 약품, 꽃가루, 알레르기 등이 원인이다.

4. 해마다 찾아오는 황사와 꽃가루

　봄철에 안과를 찾는 환자들로부터 흔히 "눈이 따가워 미치겠다"는 말을 듣는다. 이것은 황사와 꽃가루가 주원인으로, 특히 중국에서 날아오는 황사는 각종 중금속 성분과 먼지가 섞여 있어 눈 건강을 위협한다.

　4~5월에 절정을 이루는 꽃가루는 널리 알려진 대로 각종 알레르기성 눈병을 일으킨다. 또 봄가뭄으로 건조한 날씨가 계속 될

때는 안구건조증이 있는 사람이라면 눈 건강에 각별한 주의가 요구된다.

황사는 자극성 결막염과 각막염을 일으키는 주요한 요인으로, 황사에 섞인 철·규소·구리·납·카드뮴·알루미늄 등의 중금속과 대기 중의 오염물질이 눈 속에 들어가면 따갑고 이물감이 느껴지는 증세가 나타난다. 손으로 비비면 각막에 상처가 생기고 결국에는 세균에 감염되어 각막염 등을 일으킬 수 있다.

이와 함께 봄철에 흩날리는 자작나무·오리나무·참나무의 꽃가루 등은 알레르기성 눈병을 유발한다. 가려운 증상 외에 재채기를 하고, 눈물이 많이 나며, 눈이 퉁퉁 붓는 것이 특징이다.

날씨가 따뜻해지고 외출이 잦아지면서 화장품 사용으로 인한 화학성 결막염 환자가 증가하는 것이 일반적인 추세다. 이것은 화장품 성분이 눈 속에 들어가 각막을 자극하기 때문이다.

눈 질환을 예방하는 가장 좋은 방법으로 외출을 자제하고 눈병을 일으키는 원인물질을 멀리하는 것이 좋다. 외출할 때는 모자나 선글라스 등을 착용해 눈을 보호하고 수시로 손을 깨끗이 씻는다. 가렵거나 따갑다고 눈을 비비는 것은 절대 피해야 한다.

특히 콘택트렌즈 착용자에게 있어서는, 황사에 함유된 중금속과 먼지는 콘택트렌즈 표면에 달라붙어 결막과 각막을 자극해서 결막염을 일으키거나 각막의 상처를 유발할 수 있다. 또 황사바람은 렌즈의 건조한 느낌과 이물감을 악화시키며 눈을 뻑뻑하게 해서 콘택트렌즈 착용을 더욱 더 어렵게 한다.

따라서 평소에 콘택트렌즈를 사용하는 사람은 황사와 꽃가루가

날리는 봄철만큼은 안경을 쓰도록 한다.

안구건조증이 있는 사람은 눈을 자주 깜박여 눈물이 고루 퍼질 수 있도록 하고 인공눈물을 사용하도록 한다. 눈물은 눈 안에 기생하는 세균을 죽이고 노폐물을 제거하는 기능이 있다. 그런데 안구건조증이 심해지면 이와 같은 기능이 약화되어 눈병에 걸릴 위험이 높아진다.

5. 햇빛이 불쾌하게 느껴질 때

빛에 의한 불쾌감을 느낄 때 생각할 수 있는 병에는 여러 가지가 있는데, 특히 각막에 상처가 있는 각막염이나 속 눈썹이 눈꺼풀 안쪽으로 자라나는 첩모내반을 꼽을 수 있다.

각막염 등으로 각막에 상처가 있을 경우에는 빛이 대단히 눈부시게 느껴진다. 또한 자녀가 빛을 몹시 싫어할 때에는 선천성 녹내장도 생각할 수 있다. 그 밖에도 빛의 양을 조절하는 근육막인 홍채가 선천적으로 기능을 제대로 하지 못하는 경우에는 눈에 들어오는 빛의 양을 조절할 수 없기 때문에 눈부시게 느껴진다. 또한 망막색소변성증일 때도 강렬하게 반사하는 빛으로 인한 고통을 호소할 수 있다.

이 경우에는 우선 안과에서 정밀검사를 받은 후 전문의 처방

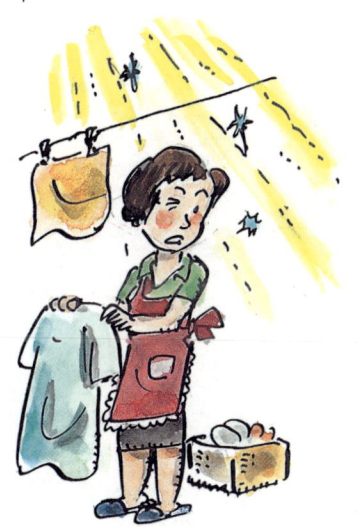

햇빛이 눈부시고 불쾌하게 느껴진다면 안과의 처방을.

에 따라 치료를 받아야 한다.

앞에서도 말했듯이 눈물의 분비가 적어지면 눈이 건조해진다. 눈물은 눈의 표면을 보호하는 역할을 하기 때문에 눈물이 부족하면 각막의 손상을 가져올 수 있다.

최근에는 사회적·환경적 요인으로 인해 눈 건조증을 호소하며 안과를 찾는 환자가 늘고 있다. 그러나 대부분은 병적인 눈물 분비 감소보다도 실내가 건조하거나 눈을 깜박이는 횟수의 감소로 인한 생리적인 것으로 그다지 걱정할 필요는 없다.

다만, 빈도는 낮지만 중년여성에게 흔히 볼 수 있는 '쇼그렌 증후군·만성관절 류머티즘에 의한 눈의 합병증'일 경우에는 눈물을 분비하는 누선이 파괴되어 각막에 손상을 입혀 결국 시력의 저하를 가져올 수도 있다. 이런 사람은 인공눈물로 눈을 보호해야 한다.

6. 겉으로 나타나는 질환들

>>> 눈꺼풀이 붓는다

눈꺼풀은 예민한 부위이므로 울거나 엎드려 자기만 해도 붓는 경우가 있다. 눈꺼풀이 붓는 것으로 짐작할 수 있는 병으로는 일반적으로 다래끼, 즉 맥립종이나 산립종의 경우가 많다.

눈꺼풀의 부은 곳을 누를 때 압통이 있다면 맥립종일 가능성이 높다. 또한 급성 눈물주머니염이 생기면 눈물주머니가 있는 눈시

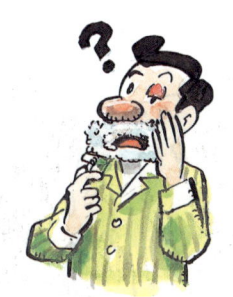

울의 아래쪽을 중심으로 몹시 부어오른다.

>>> 눈꺼풀이 처진다

눈꺼풀이 처져 잘 올라가지 않는 경우를 흔히 안검하수라고 한다.

안검하수 중에서도 발생빈도가 높은 것은 선천적으로 눈꺼풀을 올리는 근육이 약한 선천성 안검하수로, 흔히 한쪽 눈에 생긴다. 후천성 안검하수의 경우는 대부분 노인성 안검하수로 최근 증가 추세다.

노인성 안검하수는 고령자가 눈을 뜨는데 눈꺼풀이 밑으로 쳐지는 것으로, 한쪽 눈부터 시작되는 경우도 있지만 결국에는 두 눈에 다 생긴다. 그 밖에 드물게는 뇌질환 등이 생길 때 신경마비 등이 원인이 되어 나타날 수 있다.

후천성 안검하수에는 질 환과 관련된 경우도 있으 므로 그 원인을 끝까지 확 인해야 할 것이다.

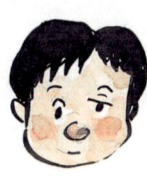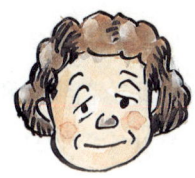

>>> 흰자위에 충혈이 생긴다

결막하출혈이라고 해서 결막 아래의 혈관이 끊겨서 출혈이 생기는 것이다.

눈을 문지르거나, 눈에 물리적 충격을 받았거나, 심한 기침을 할 때 생길 수 있다. 그러나 별다른 특이증상이 보이지 않으면 그

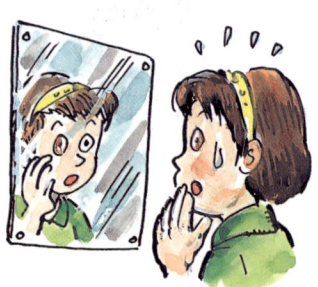

흰자위가 충혈되더라도 문지르지 말도록.

냥 두어도 무방하다.

>>> 멀리 있는 것을 찡그리며 본다

굴절이상의 증상으로 볼 수 있다. 굴절이상에는 근시, 원시, 난시가 있는데, 근시의 경우에는 텔레비전이나 책을 가까이 보고, 사물을 볼 때 고개를 돌리거나 기울여 보려는 경향이 있다. 근시는 성장이 멈출 때까지 계속 진행될 수 있기 때문에 조기치료가 필요하다. 반면 원시나 난시는 13세 이하의 어린이의 경우 쉽게 발견되지 않는다. 다만, 텔레비전이나 책을 볼 때 눈이나 머리가 아프다고 호소하는 정도다.

굴절이상의 치료는 정확한 시력을 검사한 후에 적절한 안경을 써서 교정하는 것이 우선이다.

>>> 눈이 떨린다

이 경우에는 선천성 안구진탕을 의심할 수 있다. 이 질환은 다른 신경학적인 이상이 없음에도 불구하고 눈의 떨림이 있는 경우로, 원인은 밝혀지지 않았다. 그러나 눈의 떨림이 있으면 우선 신경학적으로 이상이 있는지 확인해야 한다. 뚜렷한 치료방법은 없지만, 전문의와 상담 후 수술 등 치료방법을 모색해야 한다.

>>> 어디를 보는지 알 수 없다

이런 증상 외에도 사물을 볼 때 고개를 돌리거나 기울이고 보거나 굴절이상과 마찬가지로 사물이 두 개로 보인다고 호소하기도 한다. 특히 생후 6개월이 지나도록 눈을 맞추지 못하거나 사물을 따라 보지 못하는 아기의 경우라면 사시를 의심해야 한다.

>>> 사물을 제대로 보지 못한다

아이의 한쪽 눈을 가리면 짜증내며 치우려 하지만 다른 쪽 눈은 가려도 별 반응을 보이지 않는 경우에는 약시를 의심할 수 있다. 증세에 따라 다른 의견도 있지만, 대체로 생후 2~3개월이면 관심 있는 물체의 움직임을 볼 수 있다. 그러나 다소 늦는 아기가 있다는 것을 고려해, 6개월이 지나도 눈을 맞추지 못하거나 하나의 사물을 주시하지 못하는 경우에는 즉시 전문의의 진료를 받아야 한다.

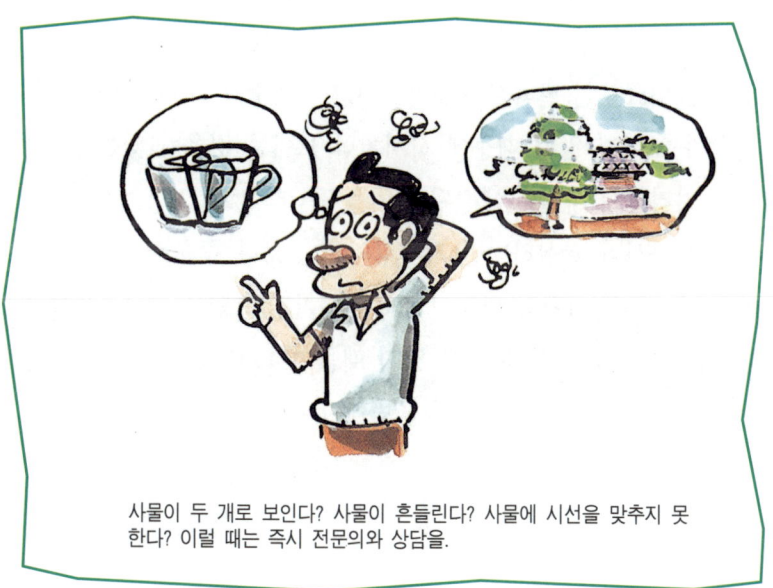

사물이 두 개로 보인다? 사물이 흔들린다? 사물에 시선을 맞추지 못한다? 이럴 때는 즉시 전문의와 상담을.

약시란 안구나 시신경계의 구조적인 이상이 없으면서 시력이 떨어지는 경우로, 시력발달이 일어나는 시기에 양쪽 눈의 굴절이 상이 심하거나 양안의 도수차가 심할 때 생길 수 있다. 또 사시가 있을 때 적절한 치료를 받지 못해도 약시가 생기기 쉽다. 그런데 약시는 10세가 지나면 시신경계가 굳어져 치료가 어렵다. 따라서 그 이전에 치료를 서둘러야 시력이 나아질 수 있다.

>>> 아이가 사시인 것 같다

사시는 보통 두 눈의 시선이 고르지 않아서 한쪽 눈이 다른 방향으로 향하고 있는 경우를 말한다. 아이가 사시일 경우 우선 뇌종양이나 망막 아세포종 등을 의심하고 이를 감별해야 한다. 반면 사시에서 망막 아세포종이 발견될 때도 있다.

갓난아이일 경우 가끔 가성사시일 때도 있다. 눈과 눈 사이를 일컫는 비근부의 발육상태가 좋지 않아 각막(까만자위) 안쪽의 흰자위가 보이지 않기 때문에 사시처럼 보이는 경우가 있는데, 이것은 자라면서 저절로 해결된다.

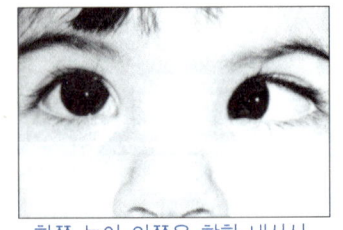
한쪽 눈이 안쪽을 향한 내사시.

만일 사시가 확실하다면 외견상의 이상보다 중대한 문제가 발생할 수 있다. 시력의 발달시기에 사시가 있으면 눈뿐 아니라 다른 기능의 이상도 초래할 수 있기 때문이다. 따라서 사시가 의심된다면 서둘러 전문의의 진찰을 받아야 한다.

7. 어린이와 수험생을 위하여

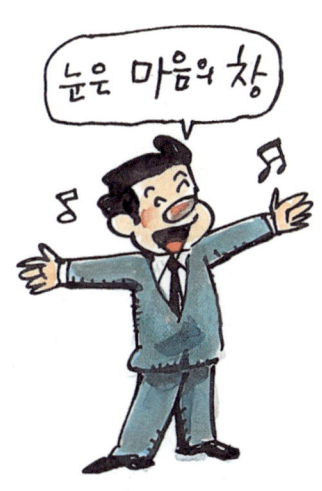

모든 신체기관이 나름대로 중요한 역할을 하지만 그중에서도 가장 중요한 것이 눈이다. 오죽하면 눈은 '마음의 창' 이라고까지 하지 않는가.

눈은 미적인 구성요인도 될 수 있지만, 외부세계를 인식하고 그로부터 새로운 정보를 배우는 데 필수적인 감각기관이기 때문에 그 중요성은 아무리 강조해도 지나치지 않다.

이러한 감각기관을 소홀히 해서 많은 어린이들과 수험생들이 시력이상에 불편을 호소한다.

시력이란 흔히 보는 기능을 말한다. 그러나 소홀한 시력관리로 기능이 떨어지면 일상생활의 불편함은 불 보듯 뻔하다. 이러한 불편함을 사전에 막기 위해 미취학 어린이와 수험생의 시력관리에 특히 유념해야 한다.

시력은 출생 직후에는 큰 물체의 유무 정도만 식별하는 정도이며, 생후 3~4개월이 되면 어머니와 눈을 맞추고 움직이는 물체를 따라 보는 정도가 된다.

어린이에 따라 시력발달의 정도는 차이가 있을 수 있지만, 대부분 아무런 질환이 없는 정상인 경우 시력이 점차 발달해서 5~6세에 이르러 정상시력에 이른다.

이처럼 중요한 시기에는 눈에 대한 각별한 주의를 요하며, 특히 성장기의 어린이와 수험생은 다음과 같은 사항에 유의해야 한다.

어린이와 수험생을 위한 주의사항

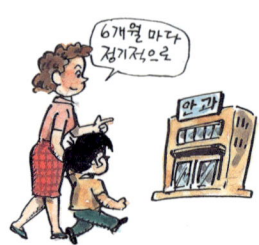

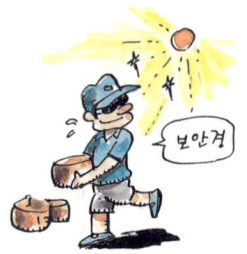

유치원에 입학하기 전에 반드시 시력검사를 받고, 6개월마다 정기적으로 안과에서 시력검진을 받는다. 수험생의 경우 시력의 변화가 있을 때는 반드시 검진을 받고 안경을 바꾼다.

직사광선이나 눈이 부실 정도의 강한 광선 아래에서 활동할 경우 보안경을 착용하고, 직접 보지 않도록 한다.

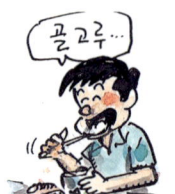

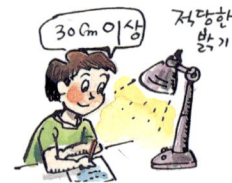

편식하지 말고, 영양소를 골고루 다양하게 섭취한다.

적합한 밝기의 조명 아래에서 반드시 30센티미터 이상 거리를 유지하고, 1시간 작업 후 10분 정도 눈을 감거나 먼 곳을 바라봄으로써 눈의 피로를 풀어준다.

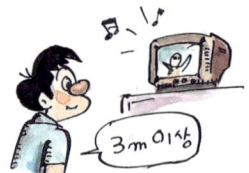

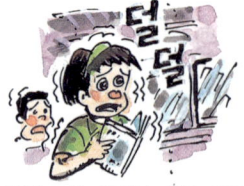

텔레비전은 반드시 3미터 이상 떨어진 거리에서 시청하고 실내의 조명은 밝게 한다.

흔들리는 차 안에서 책을 읽거나, 지나치게 작은 활자로 된 인쇄물의 장기적인 독서를 피한다.

앞의 사항을 준수한다면 시력 저하는 물론 눈질환의 예방에도
큰 도움이 될 것이다.

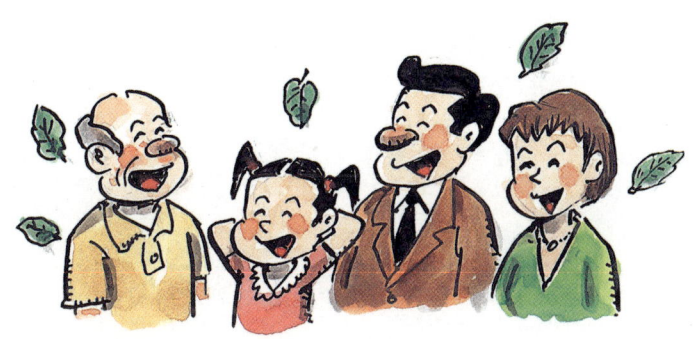

눈질환의 예방과 치료를 위해서는 본인은 물론
가족과 주위 사람들의 협조도 필요하다.

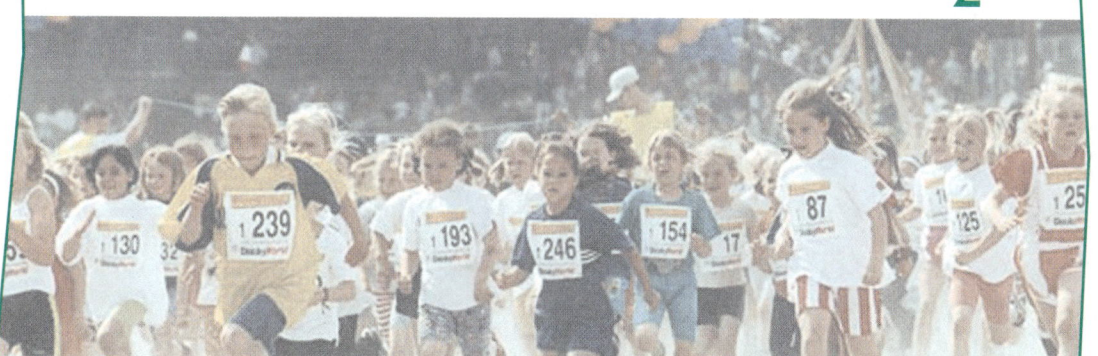

2

계절마다 찾아오는 눈병들

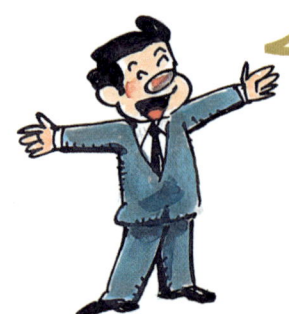

눈도 계절을 앓는다. 봄철에는 꽃가루나 황사 등으로 인해, 여름철에는 수인성 안질환 때문에 힘들어 한다. 야외활동 시간이 많은 가을철에는 부주의로 인한 사고가, 겨울철에는 안구건조증의 발병빈도가 특히 높다.

1. 봄에 많이 걸리는 눈병

>>> 지긋지긋한 알레르기

눈에 있어서 알레르기는 꽃가루나 풀, 동물의 털 등에 의한 알레르기 병력을 가진 사람에게서 봄철에 흔히 나타난다. 특정물질에 노출었을 때, 일반인과는 달리 특별한 증상이 발생하는 경우를 과민성 결막염 또는 알레르기성 결막염이라고 한다.

알레르기성 결막염은 두 가지 유형이 있는데, 체액성 과민반응과 지연성 과민반응에 의한 알레르기성 결막염으로 나눈다. 증상 및 치료방법은 거의 비슷한데, 눈이 시리고, 가려움이 심하며, 충혈이 있고, 끈적끈적한 이물이 나온다. 눈을 심하게 비비면 눈 속의 하얀 동자가 크게 부풀어오르기도 한다. 증상이 나타나면 반드시 대증요법으로 증상이 호전될 때까지 치료하는 것이 최선의 방법이다.

우선 항히스타민제 및 비타민류와 증상을 호전시키기 위한 약물요법을 시작한다. 그러나 중요한 것은 원인물질로부터 피하는 것이며, 그 이상의 확실한 치료법은 없다. 피할 수 없는 원인물질이라면 미량의 원인물질을 환자의 체내에 주입시키고 양을 조금씩 증가하다가 마침내 다량의 원인물질에 대해 면역관용을 얻을 수 있도록 해주는 면역요법이 예방법이다.

>>> 봄철의 불청객, 황사

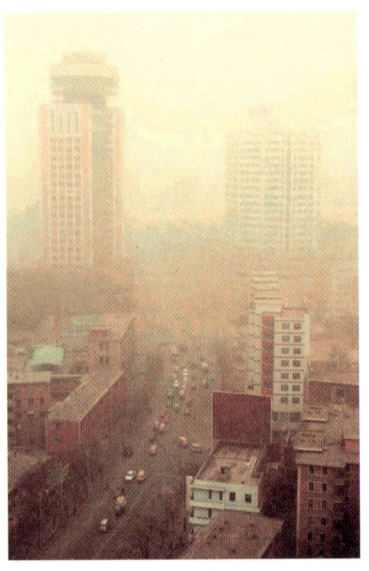

중국 황하강 유역에서 발생하는 황사가 우리 나라에 날아오는 계절은 봄철인 4월경으로, 이와 같은 황사먼지는 꽃가루와 함께 봄철 눈 질환을 유발시키는 주원인이다.

작은 황사먼지가 눈에 들어오면 각결막 상피세포를 덮고 있는 막을 자극해서 손상을 주고, 바이러스균의 침투를 용이하게 해서 감염 가능성을 높게 한다.

증상으로는 충혈 및 눈물이 많이 흐르며, 심하면 출혈을 일으키기도 한다. 또한 눈 속에 모래알이 든 것같이 깔깔한 이물감과 함께 통증이 있고, 눈 주위가 부어오를 때도 있다. 심하게는 각막상피가 벗겨져 통증을 가져올 수도 있다. 눈물 분비가 줄어들어 이물감이 심해지는 안구건조증 환자나 알레르기성 체질인 경우 결막염에 걸릴 가능성이 높으므로, 이와 같은 날씨변화가 있을 때는 특히 주의해야 한다.

치료로는 예방이 최선으로, 외출 후에는 생리식염수로 눈을 씻거나 인공눈물을 눈에 넣는 것도 한 방법이다. 특히 콘택트렌즈를 착용하는 사람은 렌즈를 깨끗이 세척해야 하며, 경우에 따라서는 안경을 착용하는 것이 좋다. 그리고 눈을 비비거나 소금물

로 눈을 씻으면 자극으로 인해 증상이 악화되므로 삼가는 것이
좋고, 치료는 반드시 전문의의 지시에 따르도록 한다.

2. 갈수록 증가하는 여름철 눈병

>>> 여름철 눈병, 제대로 알고 치료하자

여름철에 눈병으로 인해 홍역을 치르는 경우가 갈수록 늘고 있
다. 이는 각종 발병요인이 우리 주변에 파급되어 있다는 것과 같
은 의미다.

여름철에는 특히 수인성 안질환이 극성을 부린다. 수인성 안질
환은 바이러스가 감염시키는 각결막염과 세균성 안질환, 진균성
안질환, 알레르기성 안질환이 있다. 그중 바이러스가 옮기는 안
질환은 바이러스의 종류에 따라 잠복기간이나 특징적인 임상증상
또는 병의 지속시간 등이 다르다.

>>> 전 세계에 퍼진 유행성 각결막염

유행성 각결막염이란 감기의 원인이 되는 아데노 바이러스의
전염으로 생기는 일종의 급성결막염이다. 이 병균은 전염성이 몹
시 강하며, 예방법이나 치료방법이 없으므로 전 세계적으로 유행
하고 있다.

이 눈병은 보통 20대에서 40대 사이에 많이 발생하며, 대개
1주일의 잠복기를 지나 한쪽 눈에 발생했다가 다른 쪽 눈으로 옮

기는 것이 보통이다. 성인에게는 눈에만 국한되어 나타나지만 어린이에게는 고열이나 설사, 인후염 등을 동반하기도 한다.

유행성 각결막염의 증상은 갑자기 눈이 붉어지고, 눈물이 많이 나며, 티가 들어간 것처럼 몹시 껄끄럽고 눈이 부신다. 종종 귀밑과 턱 밑에 있는 임파선이 부어 통증을 느끼며, 감기증상을 동반할 수 있다. 처음 1주일 동안은 치료했음에도 불구하고 점차 심해지다가 2~3주가 지나면 자연히 낫는 것이 보통이다.

간혹 진행되는 도중에 표층점상 각막염이라는 합병증이 일어나서 사물이 흐리게 보이는 경우도 있으므로, 이러한 경우에 치료를 소홀히 해서는 안 된다. 각막혼탁(각막염)을 치료하지 않을 경우 시력이 매우 떨어진다.

엄밀한 의미에서 유행성 각결막염의 치료약은 없다. 다만 2~3일에 한 번씩 안과에서 합병증 발생여부에 대한 진찰을 받으면서 대증적인 치료시기를 기다리는 것이 최선의 방법이다. 안과 전문의의 지시를 따르지 않고 함부로 안약을 넣으면 더 악화될 우려가 있으므로 함부로 안약을 넣으면 안 된다.

그러나 2차적 세균감염을 방지하기 위해 여러 가지 광범위한 항생제를 투여하면서, 표층점상 각막염 증세가 있을 때에는 스테로이드 점안약을 사용할 수도 있다.

가렵다고 눈을 비비거나 세수할 때 소금물이나 수돗물로 눈을 씻으면 자극을 받아 증세가 더욱 악화된다. 자극을 주지 않기 위해서는 가능한 눈을 만지지 말아야 한다. 눈을 가리는 안대는 증상을 더욱 악화시킬 수 있으므로 사용하지 않는 것이 좋다.

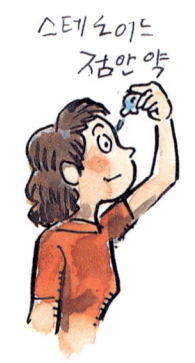

스테로이드 점안약

2차적 세균감염 예방을 위해 항생제, 점안약을 사용하기도.

이 눈병은 가족이나 주위 사람들에게 전염되기 쉬우므로 자주 손을 씻고, 세숫대야와 수건은 따로 사용하도록 해야 한다. 환자가 쓰던 수건은 꼭 빨아야 하고, 문의 손잡이나 수도꼭지 등도 비눗물로 자주 닦아주어야 한다.

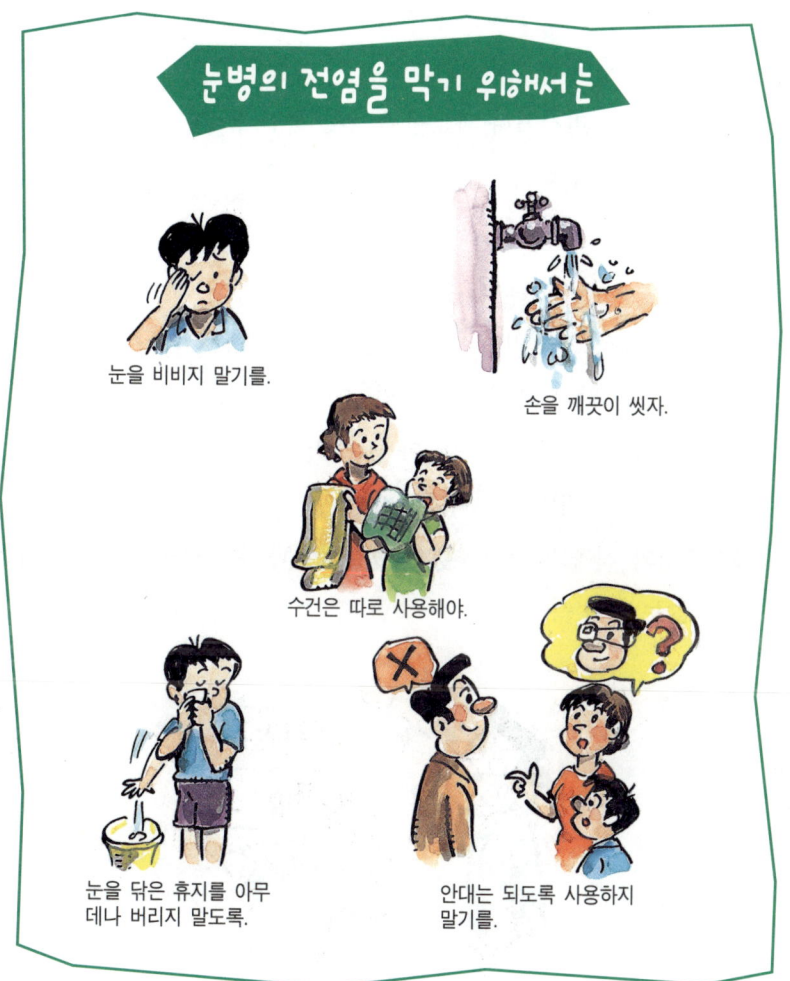

눈병의 전염을 막기 위해서는

눈을 비비지 말기를.

손을 깨끗이 씻자.

수건은 따로 사용해야.

눈을 닦은 휴지를 아무 데나 버리지 말도록.

안대는 되도록 사용하지 말기를.

가족의 예방을 위해 환자의 안약을 넣는 것은 오히려 전염의 가능성을 높이므로 더 위험하며, 특히 오염된 손으로 눈을 만지지 않도록 주의해야 한다.

유행성 각결막염을 앓는 환자는 많은 사람이 모이는 장소나, 목욕탕·수영장 같은 곳에는 출입을 삼가한다. 이것이 다른 사람에게 전염시키지 않는 좋은 방법이다.

아울러 술을 마시거나 과도한 운동을 하면 증상이 심해질 수 있으므로 피하도록 한다.

>>> 아폴로 눈병으로 알려진 급성 출혈성 결막염

급성 출혈성 결막염이란 1969년 아폴로 11호가 달에 착륙한 시기와 때를 같이 해서 아프리카 가나 지방에서 처음 발견되어 세계적으로 유행했기 때문에 아폴로눈병이라고도 부른다.

이 아폴로 결막염은 잠복기간이 하루 내지 3~4시간으로 매우 짧고, 병의 지속기간도 유행성 각결막염과 달리 1주일 정도밖에 되지 않는 것이 특징이다.

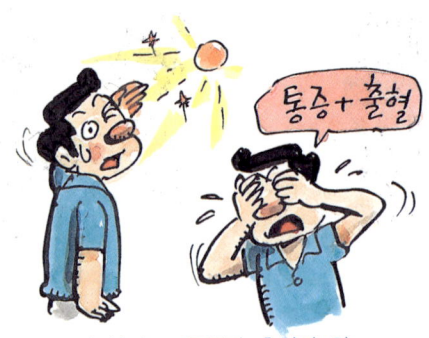

눈이 부시고, 통증과 출혈이 있다면 아폴로눈병을 의심하자.

증상은 갑작스러운 동통과 함께 이물감이나 눈이 부시고, 눈물이 많이 나며, 결막에 충혈이 심하고, 눈꺼풀이 붓고, 결막하에 심한 출혈이 나타나는 특징이 있다. 이 아폴로눈병에도 상피성 각막염이 생길 수 있고, 드물게 전신증상으로 열이나 전신근육통 등이 나타날 수 있다.

이 병의 치료법도 다른 바이러스성 안질환과 마찬가지로 바이러스를 없앨 수 있는 특별한 치료약이 없다. 그렇기 때문에 2차적인 세균감염을 방지하기 위해 항생제를 투여하거나 전신적인 증상 완화를 위해 소염제를 투여하면서 다른 사람에게 옮겨지지 않도록 예방하는 것이 중요하다.

>>> 어린이에게 자주 걸리는 단순 포진성 결막염

단순 헤르페스성 결막염이라고 부르는 단순 포진성 결막염은 드물게 나타나는 결막염으로, 주로 어린이에게 발병한다. 이것은 초기감염으로, 결막에 때로는 가성막을 형성하고 각막염이 함께 나타날 수 있다.

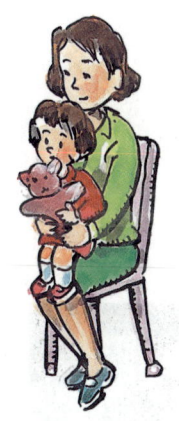

이 결막염은 1~3주일 동안 지속된다. 세포핵 내포입소체가 나타난다고 하지만 실제로는 발견하기가 쉽지 않으며, 다핵 거대 상피세포의 발견은 단순 포진 바이러스 감염 진단에 큰 도움이 된다. 이것은 수지상 각막염을 발병시키므로 유의해야 한다. 무엇보다 치료가 중요하므로 전문의와 상의할 것을 권한다.

3. 가을철 눈 건강 요령

>>> 활동적인 가을, 눈 사고도 많다

눈병은 대개가 일시적인 현상이기 때문에 큰 염려는 없다. 하지만 부주의에 의해 일어나는 갑작스러운 외상은 자칫 실명 우려도 있으므로 여간 조심스러운 것이 아니다. 특히 가을철에는 올바른 눈 건강을 위해 신경쓰고 주위환경에도 유의해야 한다.

가을은 야외활동이나 단풍놀이 · 여행 · 스포츠 등 연중 가장 많은 활동을 하는 계절인만큼 크고 작은 사고로 인해 눈 외상의 발생빈도가 높다.

>>> 가을철에는 이 점에 주의

첫째, 어린이 눈 외상의 원인 중 주요요인은 부모님과 선생님이다. 어린이에게는 나이에 맞는 장난감을 선택해주어야 하며, 특히 던지면서 노는 장난은 안전에 유의해야 한다. 화약이나 화살 · 자치기 · 눈싸움 · 다트 · 야구 · 젓가락 · 우산살 등은 어릴수록 그 위험성을 빨리 가르쳐주어야 한다.

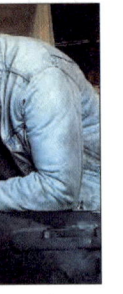

둘째, 망치질 또는 보조자의 눈 속에 작은 쇳조각이 튀어 박히는 경우가 많다. 또한 콘크리트 벽에 콘크리트 못을 박을 때 못이 튀어 눈에 손상을 주는 경우도 흔하다. 이때는 드릴로 콘크리트 벽에 어느 정도 구멍을 뚫은 다음 집게로 못을 고정시키고 망치질을 해야만 못이 튀는 사고를 방지할 수 있다. 그리고 그라인더를 사용할 때 역시 이물이 눈 속에 잘 들어간다. 그러므로 작업중

안전안경(보호안경)의 착용은 필수적이다.

셋째, 자동차 앞유리가 깨지면서 눈에 외상을 당하는 사례가 점점 늘고 있다. 깨질 때 조각조각으로 부서지는 안전처리된 유리보다는 깨져도 흐트러지지 않는 이중안전유리를 사용하는 것이 좋다. 또한 자동차 앞자리에 앉을 때는 반드시 안전벨트를 착용해야 한다.

한편, 화물차에 짐을 실은 다음 짐이 움직이지 않게 동여매는 고무줄이 끊어지면서 눈을 다치는 경우가 많다. 불량 고무줄을 사용하지 말고, 신축성이 없는 밧줄을 사용하도록 해야 한다.

자동차 라디에이터를 충분히 식히지 않은 채 뚜껑을 열다가 뜨거운 물이 튀어 화상을 입을 수도 있고, 배터리 취급 부주의로 눈에 손상을 입는 경우도 흔하다. 자동차 후드를 열고 검사할 때는 안전안경을 착용하도록 해야 한다. 또한 분무식으로 되어 있는 각종 기구, 약품 등을 취급할 때는 발사 노즐이 눈을 향하지 않도록 조심하며, 사용안내서에 따르도록 해야 한다.

넷째, 밤송이가 눈에 떨어져 눈에 밤 가시가 들어가서 눈을 다치는 경우가 많다. 밤 가시가 눈에 들어가면 각막염, 외상성 백내장, 녹내장, 안구내염 등의 눈병을 일으켜 시력이 떨어지거나 실명하는 경우가 많다. 밤을 딸 때 밤송이를 쳐다보면 떨어지는 밤송이에 눈을 다치기 쉬우므로 얼굴을 위로 향하고 밤을 따는 일은 대단히 위험하다. 다른 사람이 밤을 딸 때도 떨어지는 밤을 쳐다보지 말아야 한다. 만약 그런 경우에는 차양이 달린 모자를 쓰거나 안경을 쓰는 것이 안전하다.

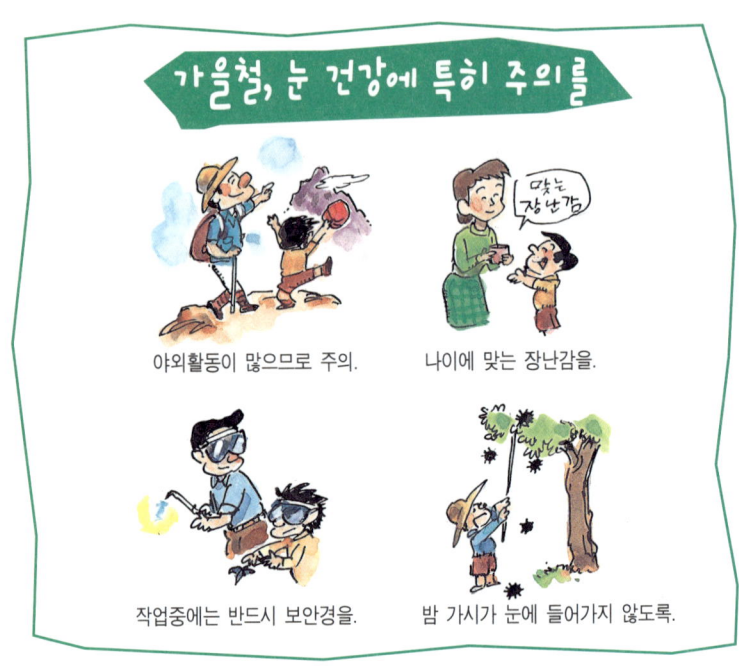

가을철, 눈 건강에 특히 주의를

야외활동이 많으므로 주의.

나이에 맞는 장난감을.

작업중에는 반드시 보안경을.

밤 가시가 눈에 들어가지 않도록.

눈 외상을 입은 직후 정확한 응급처치 여하에 따라 실명 여부가 결정될 수도 있다. 화학물질이 눈 속에 들어갔을 때는 깨끗한 물로 15분간 계속 씻어낸다.

눈알 또는 눈꺼풀이 찢어진 경우에는 깨끗한 붕대나 손수건으로 눈을 가볍게 가리고 즉시 전문의의 진찰을 받아야 한다. 눈을 물로 씻거나 눈 속에 있는 것을 빼내려는 것은 절대로 안 된다.

눈 속에 이물이 들어갔을 때는 눈을 감은 채 몇 분 동안 기다리면 눈물에 의해 저절로 나오는 경우가 많다. 이물을 제거한 후에도 이물이 들어 있는 것처럼 느껴질 때가 있는데, 이것은 이물에 의해 눈에 상처가 생겼기 때문이다. 이런 경우에는 바로 전문의를 찾아가 적절한 치료를 받아야 한다.

다섯째, 둔한 물체나 주먹으로 눈 부위를 맞았을 때, 물체가 침침하게 보이면 눈 속에 이상이 생긴 것이므로 지체 없이 안과 전문의의 지시를 받아야 한다. 다친 직후 시력에 이상이 없을 경우라도 시간이 경과하면서 심각한 증상이 나타날 수 있으므로 전문의의 진찰이 반드시 필요하다.

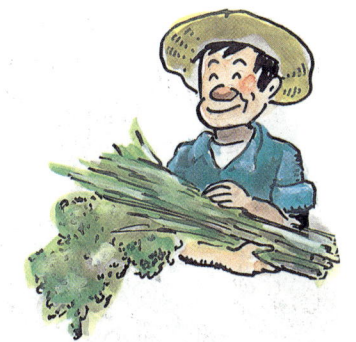

가을철에 눈질환이 의외로 많으므로 각별히 주의를.

4. 추위와 함께 오는 눈병들

>>> 겨울철에 흔한 안구건조증후군

겨울철에는 안구건조증의 발병빈도가 특히 높으므로 신경써야 한다. 직업상 눈을 혹사시키면 오후에 눈이 침침하고 뻑뻑해서 한참 동안 눈을 비비는 일이 생길 수도 있다. 심할 때는 눈 안쪽이 심하게 충혈되어 보기에도 흉해진다.

겨울철에 가장 불편해 하는 눈병 중 대표적인 것이 안구건조증후군이다. 이것은 근원적으로 눈물의 분비가 부족해서 생긴다.

눈물의 종류에는 기본적인 눈물과 반사적인 눈물 두 가지가 있다. 먼저 기본적인 눈물은 일정하게 지속적으로 생성되면서, 눈을 적셔 주고 부드럽게 윤활시켜준다. 이에 비해 반사적인 눈물은 어떤 자극이나 통증, 먼지, 매운맛, 연기, 냄새, 기쁘거나 슬픈 감정, 눈물 부족으로 인한 자극 등에 대한 반사반응으로 눈물이 일시적으로 분비되는 경우다.

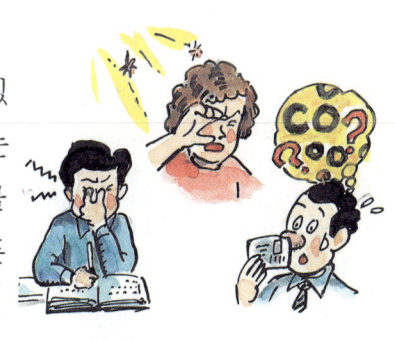

겨울철 눈이 부시거나, 눈을 혹사하거나, 침침하다면 안구 건조증후군을 의심해야.

안구건조증후군은 일명 건성안 증후군이라고도 한다. 증상은

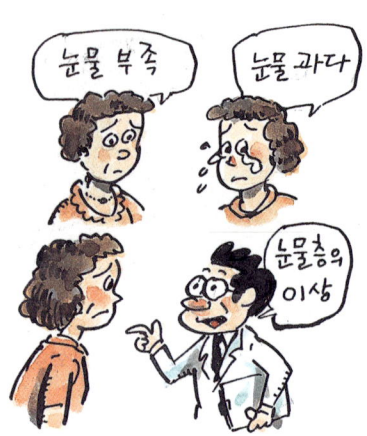

눈물이 부족하거나 많을 때는
눈물층의 이상을 생각해야.

눈물이 부족해서 오는 눈의 따가움, 꺼칠거림, 뻣뻣함, 건조감, 담배 연기에 대한 예민함, 그리고 실같은 끈적끈적한 눈곱이 자주 끼는 등 뚜렷하게 표현하기 애매한 경우가 대부분이다.

오히려 눈물이 더 많이 나오는 경우에는 눈물부족으로 인한 자극에 의해 반사적으로 눈물이 증가하는 현상으로 진단을 어렵게 할 수도 있다. 대부분 오후가 되면 불편함을 더욱 느낀다. 이 때문에 콘택트렌즈 착용자는 렌즈를 낄 수 없는 경우도 있다.

나이가 듦에 따라 눈물의 분비가 현저하게 줄어드는데, 특히 폐경기 이후의 여성에게서 흔히 볼 수 있다. 전신질환으로 입 속의 침 분비도 줄어들며, 관절염 증상이 겹쳐 나타나는 경우도 있다. 원인으로는 외상이나 점안약 남용, 고혈압이나 위산과다, 신경증, 우울증 등에 사용되는 약물복용 등을 들 수 있으며, 대부분 원인을 알 수 없는 경우가 많다.

이 경우 눈물부족을 진단하기 위해 검사지를 눈에 끼워 분비량을 검사하기도 하고, 인공눈물 투약에 대한 반응 등을 감안해서 진단하기도 한다.

안구건조증후군의 치료는 원인 제거가 가장 좋기는 하지만 항상 가능한 것은 아니다.

인공눈물 보충이 치료의 기본원칙이며, 치료의 목적은 불편한 증상의 완화와 개선일 뿐 완치되는 경우는 흔하지 않다. 인공눈물 보충 횟수는 사람에 따라 각각 필요한 정도가 다르며, 하루 한두 차례 또는 1시간 동안 여러 차례 보충할 경우도 있다.

눈물 연고제를 잠자기 전에 사용하면 아침에 눈뜰 때 편하며,

가능한 한 적은 양을 사용할수록 뿌옇게 보이는 증상을 줄일 수 있다.

눈물을 보존하기 위해 눈물이 빠져나가는 구멍을 막거나 방 안의 습도를 높이거나, 눈꺼풀을 봉합하거나, 특수 콘택트렌즈를 낄 수도 있다.

>>> 흰자위가 충혈되는 결막하출혈

안구건조증후군과 함께 빈도가 많은 것은 결막하출혈이다. 이것은 안구 속 흰자위 부분의 실핏줄이 터져 빨갛게 충혈되어 보이는 증상이다.

이 증상은 특별한 원인이 발견되지 않는 경우가 대부분이지만, 눈을 비빈 경우, 눈을 다친 경우, 기침을 심하게 한 경우, 구토를 한 경우, 무거운 짐을 들었을 때나 숨을 오랫동안 참은 경우처럼 눈에 힘이 갈 정도로 힘든 일을 했을 때나 고혈압, 출혈성 소질이 있는 경우, 눈에 주사를 맞은 경우 등에서 발생할 수 있다.

보기에는 끔찍하지만, 결막하출혈 자체는 눈에 아무런 지장이 없다. 따라서 특별한 치료 없이도 며칠이 지나면서 저절로 낫는다. 몸의 다른 부분에 멍이 들었다가 자연히 풀어지는 것과 마찬가지다. 출혈된 피가 흡수되는 기간은 출혈의 정도에 따라 다르지만, 대략 1~2주 가량 걸린다.

더운 찜질이나 소염제 등이 어느 정도 흡수기간을 단축시킨다고 하지만 권장할 만큼 큰 효과는 없다고 생각된다. 결막하출혈 자체는 걱정할 문제가 아니지만, 다른 눈병과 합병되어 있는지

세밀하게 진찰받아야 한다.

　여러 차례 반복되는 경우에는 안과를 방문해서 눈질환의 원인
을 찾아보아야 한다.

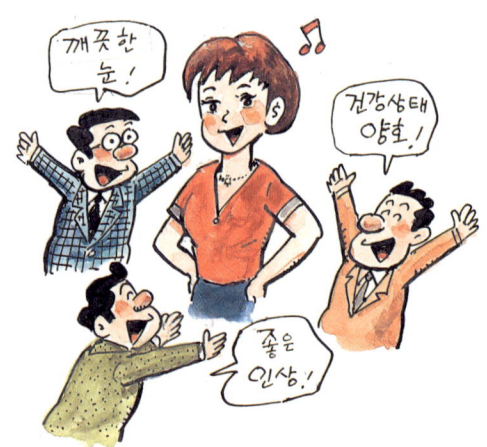

깨끗한 눈은 건강상태의 바로미터이자 좋
은 인상을 주는 데에도 필수적.

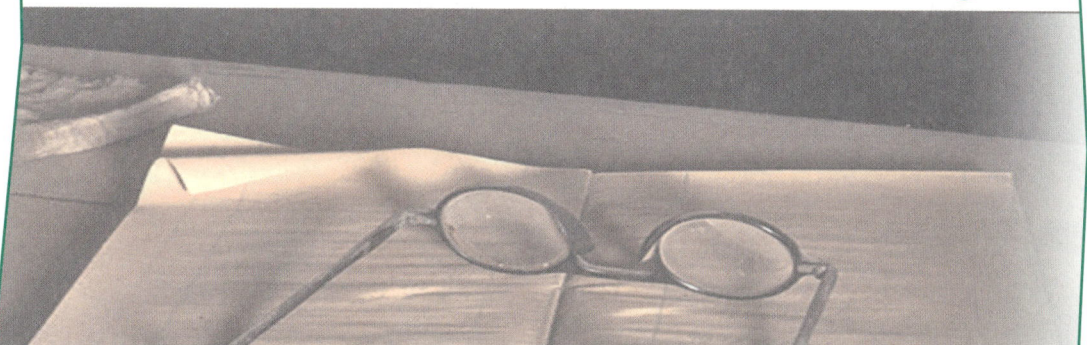

3

꼭 알아두어야 할 눈병들

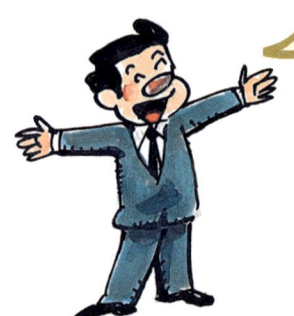

나이가 듦에 따라 생기는 노안은
당연하다고 여긴다. 그러나 자신의
노력에 따라 그 정도를 충분히
낮출 수 있다. 즉, 적극적인
예방과 철저한 진단, 검사가
중요하다. 이것은 녹내장과
백내장의 경우에도 마찬가지다.

1. 눈꺼풀의 병

>>> 다래끼

눈꺼풀의 안쪽에 세균이 감염되어 생기는 급성 화농성 염증이다. 흔히 다래끼라고도 부르며, 의학적으로는 맥립종이라고 한다. 다래끼에는 속눈썹 뿌리의 지선이나 한선에 생기는 겉다래끼와 눈꺼풀에 있는 검판선에 생기는 속다래끼가 있다.

다래끼의 증상을 "깜박이면 눈이 아프다"는 정도로 아는 사람들이 많다. 이처럼 거울을 보면 눈꺼풀이 빨갛게 부어 만지면 아픈 것이 특징이다. 증상은 점차 심해지며, 얼마 가지 않아 표면에 화농점이 밴 점이 생겨 그것이 터지는데, 그때 고름이 나오면 낫는다. 갓난아이나 어린아이의 경우 증상이 심할 때는 적절한 치료가 필요하지만, 보통은 그냥 두어도 2~3주가 지나면서 저절로 낫는다.

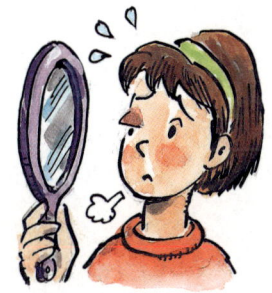

눈꺼풀이 빨갛게 부어 만지면 아프다?

안과에서 진찰받을 때는 증상에 따라 항생물질의 점안약 또는 내복약이나 연고 등이 처방된다. 빨리 검진받으면 투약으로 세균의 활동이 약해져 곪지 않고 나을 수도 있다. 이미 곪아 있을 때에는 곪은 곳을 가는 바늘 끝으로 찔러 고름을 빼면 아픔이 없어진다. 다만, 환부에 손이 가지 않도록 하고 청결에 신경써야 한다.

전신질환이 원인이 되어 다래끼가 생기는 일도 있는데, 계속해서 재발될 때에는 안과의 진찰을 받도록 해야 한다.

>>> 콩다래끼

콩다래끼(산립종)는 눈에 지방을 분비하는 검판선이 막혀 만성 염증이 생기는 병이다. 다래끼와 혼동하기 쉬워 콩다래끼라고 부르기도 하지만 의학적으로는 다래끼와는 전혀 다른 병이다.

그 증상과 경과는 다음과 같다.

눈꺼풀 속에 반구형의 응어리가 생겨 눈꺼풀을 만지면 콩알만 한 덩어리가 느껴진다. 그 덩어리가 서서히 커져서 눈꺼풀이 무거워져 불쾌하게 여겨지는 경향이 있다. 그다지 통증이 심한 것은 아니지만, 때로는 세균이 감염되어 급성 염증을 일으키는 수도 있다. 다래끼와 같이 눈꺼풀이 빨갛게 부으면서 서서히 통증을 느끼게 된다.

치료법으로, 응어리는 그대로 두어도 문제없지만, 응어리가 커지면 불쾌감뿐 아니라 외견상으로도 문제가 있다. 그래서 환자가 원하면 눈꺼풀의 뒤쪽에서 검판선을 절개해서 고여 있는 내용물을 꺼내는 수술을 한다. 수술은 의외로 간단하다. 급성 염증이 생겼을 때에는 다래끼와 같이 항생물질에 의한 약물치료를 한다.

>>> 눈꺼풀테염증

눈꺼풀테염증이라고 부르는 안검연염은 눈꺼풀에 생기는 염증으로, 눈꺼풀 피부에 생기는 안검피부염, 눈썹의 뿌리쪽 근처에 생기는 안검연염과 눈꼬리에 생기는 안각안검염을 통틀어 일컫는다. 안검연염에는 세균 또는 바이러스에 감염되어 생기는 감염성과, 약품이나 화장품 등에 의한 피부병이나 알레르기로 생기는 비감염성이 있다.

이 병의 대표적인 증상은 가려움이다. 특히 비감염성의 경우에는 가려움이 매우 심하며 눈꺼풀이 빨갛게 붓기도 한다. 또한 감염성의 경우에는 분비물이 많고 통증과 가려움을 함께 동반한다.

감염성의 경우 항생물질에 의한 약물치료를 하는 것이 일반적이다. 헤르페스 바이러스의 경우에는 항바이러스약을 쓰고, 비감염성의 경우에는 눈꺼풀을 잘 씻고 깨끗하게 해주는 것이 우선이다. 그것으로도 회복되지 않을 때에는 스테로이드제의 연고를 사용하는 것이 일반적이다.

안검연염은 그대로 두어도 낫지만 안각안검염의 경우에는 치료하지 않고 방치하면 염증이 심해져서 눈썹이 빠지거나, 눈썹이 안쪽으로 말려 눈동자를 찌르는 부작용을 초래할 수 있다. 따라서 염증이 생겼을 때에는 반드시 안과 전문의의 진찰을 받도록 해야 한다.

>>> 토끼눈

무엇인가의 원인으로 인해 눈꺼풀이 닫혀지지 않는 상태를 토끼눈(토안)이라고 한다. 안면신경의 마비로 근육수축이 잘 되지 않기 때문에 생기는 경우가 많은데, 불에 데거나 외상에 의한 흉터 혹은 눈꺼풀의 결손과 종양 등에 의해 안구가 돌출하기 때문에 생길 수도 있다.

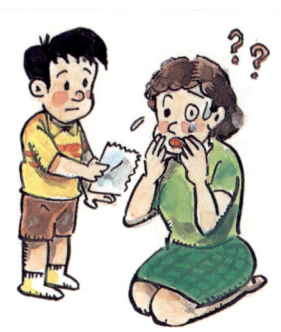

토끼눈은 외견상의 문제뿐 아니라 노출된 각막이 건조해져 자칫 각막장애를 일으킬 수 있으며, 심하면 각막에 구멍이 나서 실명할 수도 있다. 치료는 우선 원인 질환의 치료와 함께 눈꺼풀을 감는 테이프나 연고로 각막을 보호하고 나중에 눈꺼풀 성형수술을 한다.

>>> 속눈썹증

속눈썹증(첩모난생)은 어린아이들의 눈꺼풀에 잘 생기는 병으로, 눈꺼풀의 피부가 남아 있기 때문에 눈썹이 안구 쪽으로 향하는 병을 말한다.

눈꺼풀속말림은 눈꺼풀이 안쪽으로 향해 있기 때문에 눈썹도 안구 쪽으로 향하는 병으로, 가장 많은 것은 고령자의 아랫눈꺼풀에 많은 노인성 내반이다. 이것은 눈을 감는 근육인 안윤근이 빗겨 올라가는 것이 원인으로, 눈꺼풀 전체가 안구 쪽을 향하는 것이다.

이때 눈썹이 안구에 닿아 각막을 자극하기 때문에 눈물이 난다, 눈부시다, 눈곱이 낀다, 이질감이 든다 등의 증상이 나타난다. 한편, 각막에 상처가 나면 통증이나 시력장애가 생길 수 있으며, 세균감염이 동반되어 각막이 궤양을 일으킬 수도 있다.

속눈썹증의 치료는 정도가 가벼우면 성장하면서 저절로 낫는 경우도 있지만, 1~2살 때까지는 눈곱이 많이 생길 때 점안약을 넣으면서 상태를 보는 것이 일반적이다. 그러나 성장해도 개선되지 않을 경우에는 피부를 벗겨서 꿰매거나, 눈꺼풀을 절개해서 그 주변의 피부를 검판에 꿰매 붙이거나 피부의 일부를 절제하는 등의 수술을 한다.

눈꺼풀속말림의 증상은 통증이 심하기 때문에 상태에 따라 수술로 치료해야 한다. 수술로는 눈꺼풀을 절개해서 검판에 꿰매 붙이는 방법도 있다. 다만, 노인성 내반의 경우에는 안륜근 자체를 절제하거나 꿰매서 오므라들게 하는 방법이 가장 많이 쓰이고 있다. 그러므로 전문의와 상담 및 진단이 필요하다.

>>> 눈꺼풀처짐

눈꺼풀이 쳐져서 올라가지 않는 상태를 눈꺼풀처짐이라고 한다. 선천성과 후천성이 있으며, 선천성이 65퍼센트, 후천성 25퍼센트, 가족유전성 1.5퍼센트를 차지한다. 후천성은 비록 빈도는 적지만 때로는 중대한 병이 관계되는 경우가 있으므로 주의가 필요하다.

후천성 눈꺼풀처짐의 원인은 나이가 더해감에 따라 생기는 노인성이 많은데, 그중에는 동안신경마비나 교감신경마비 근질환, 눈꺼풀의 종양 등이 원인이 되어 생기는 수도 있다. 그 가운데서도 동안신경마비는 고혈압이나 당뇨병 등에 의한 순환장애 외에 뇌종양이나 뇌동맥류 등 생명에 관계되는 병이 원인으로 일어나는 수도 있다.

동안신경마비로 안과의 진찰을 받고 당뇨병을 발견하거나 뇌출혈이 생기기 전에 뇌동맥류가 발견되는 경우도 있다. 따라서 눈꺼풀처짐이 생기면 조속히 안과의 진찰을 받아야 한다.

눈꺼풀처짐 자체는 한눈에 알 수 있는데, 후천성의 경우에는 그 원인을 찾기 위해 정밀검사가 필요하다. 원인을 찾게 되면 우선 그 병을 치료하는 것이 가장 중요하다. 원인 질환을 치료해도 개선되지 않을 때나 선천성인 경우에는 수술하는데, 위눈꺼풀 올림근의 기능 정도에 따라 상태를 보는 것이 좋다.

>>> 안검경련

눈꺼풀을 감는 근육(안륜근)이 경련을 일으키는 병이다. 결막염이나 각막염과 이물질이 눈에 들어가거나 안구건조증 등으로 일어나는 경우도 있지만, 본태성 안검경련이라고 해서 뇌에 이상이 생겨 일어나는 경우도 있다. 본태성 안검경련이 일어나면 갑자기 양쪽 눈이 감겨 잠시 동안 뜰 수 없게 되어 물리적인 실명상태에 빠지는 경우도 있다. 길을 걷고 있을 때나 갑자기 일어설 때 중심을 잃고 계단에서 굴러 떨어지는 등 사고로 연결되는 경우가 종종 있다.

이 병은 안륜근을 경련시키는 뇌에서의 원인은 자세하게 모르기 때문에 근본적으로 고칠 수는 없지만 경련을 진정시킬 수는 있다.

>>> 안근마비

안근마비란 뇌나 신경 혹은 안와(眼窩)에 이상이 생김으로써 안구를 움직이는 근육인 안근이 마비되는 병이다. 두 눈으로 볼 때 사물이 이중으로 보이는 경우에는 안구를 움직이는 근육이 제대로 움직이지 않는 안근마비를 생각할 수 있다.

안근이 마비되면 안구운동이 장애를 받기 때문에 좌우 눈의 시선이 일치하지 않게 되어 사물이 이중으로 보이는 복시가 나타난다.

안근마비는 몸의 여러 가지 병으로 인해 일어나는 것으로, 안근마비에 의한 복시를 진찰받고 뇌종양이나 뇌동맥류, 고혈압증이나 당뇨병, 갑상선 기능 이상의 병이 발견되는 경우가 많다. 이처럼 안근마비는 여러 가지 전신의 병이 원인이 되어 일어날 수 있다.

이 병은 무엇보다도 근원적인 질환을 발견하고 치료하는 것이 우선이다. 안근마비는 다른 중대한 병이 잠복하는 경우도 있기 때문에 복시가 생기면 바로 안과의 진단을 받아야 한다. 두통 등 다른 증상이 있으면 의사에게 증상을 상세하게 밝혀야 한다. 안과에서 안근마비의 유무나 그 정도를 조사함과 동시에 원인 질환을 조사하기 위해 혈액검사, 엑스선이나 CT촬영, MRI 등의 검사도 병행할 수 있다.

원인 질환이 발견되면 뇌신경 외과 등 해당 과에 연결되므로 그곳에서 치료를 받는 것이 우선이다. 원인 질환을 치료받으면서 복시의 해소를 위해 프리즘안경이라는 특수안경을 쓸 경우도 있다. 그러나 병이 낫더라도 안근마비가 남을 수 있으며, 그럴 때는 근육의 수술이 필요하다.

2. 눈 표면의 병

>>> 결막염

결막이란 흰자위 부분의 표면을 덮고 있는 엷은 점막(안구 결막)과 아래위 눈꺼풀의 뒤쪽을 덮고 있는 점막(안검 결막)을 일컫는다.

결막은 여러 가지 이물질이 침입하기 쉬운 곳이다. 이물질이 침입하면 눈은 반사적으로 눈물을 분비하고 그것을 씻거나 혈액 중의 임파구 등이 모여들어 이물질을 배제하려고 한다. 그러나 이물질의 배제가 충분하지 못하거나 몸이 과민하게 반응하면 결막에 염증이 생겨 여러 가지 증상이 나타나는데, 이런 상태를 결막염이라고 한다.

충혈이나 눈곱 등이 주된 증상이며, 증상에 따라서는 중증이 되거나 감염력이 강해 주위 사람들에게 옮길 수도 있으므로 가볍게 여겨서는 안 된다.

결막염의 대표적인 증상은 흰자위나 눈꺼풀 뒤쪽이 빨갛게 충혈이 된다, 눈곱이 끼고 눈물이 난다, 눈이 머들머들하는 것같이 눈에 이물감이 느껴진다 등이다. 또한 원인에 따라서는 가려움, 쓰라림, 눈꺼풀이 붓는 등의 증상을 볼 수 있다.

결막염에 걸리더라도 시력이 저하되는 것은 아니지만 눈곱이나 눈물, 눈부심 때문에 사물이 잘 보이지 않는 경우도 종종 있다. 또한 증상이 심해지면 까만자위라고 불리는 각막에도 염증이 번져 시력의 장애가 올 수도 있는데, 어떤 증상이 나타나는가에 따라 시력에 영향을 줄 수 있다.

결막염은 그 원인에 따라서 감염성과 알레르기성으로 나눌 수 있다. 감염성 결막염은 세균이나 바이러스 등에 감염됨으로써 결막에 염증이 생긴다. 알레르기성 결막염은 꽃가루나 집안의 먼지 등이 알로겐, 즉 알레르기반응을 일으키는 물질이 원인이 되어 일어나는 증상이다.

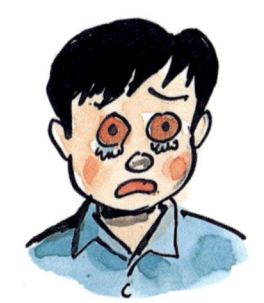

이 중에 특히 주의할 것은 감염성 결막염이다. 이 감염성 결막염 안에는 감염력이 대단히 강한 것이 있어서 알지 못하는 사이에 가정 내 감염이나 학교 또는 직장에서의 집단감염을 불러올 수 있다. 따라서 결막염의 증상이 나타나면 바로 안과의 검진을 받아 원인을 밝혀 적절한 조치를 강구해야 한다.

>>> 각막궤양성 각막염

각막궤양성 각막염은 까만자위에 염증이나 궤양이 생겨 몹시 아픈 것이 특징이다.

각막은 직경이 11밀리미터 정도에 가운데 두께가 0.5밀리미터 정도의 둥근 모양의 투명한 조직으로, 각막에 장애가 진행되면 혼탁한 것이 남아 시력이 저하될 수도 있다.

각막염에 걸리면 각막궤양을 일으키는 경우도 있다. 각막궤양이란 감염이나 그 밖의 원인에 의해 각막의 실질이라는 조직에까지 병이 진행되어 각막의 투명성이 없어지는 병이다.

따라서 각막을 다쳐 아픔이 계속될 때에는 그대로 두지 말고 속히 치료받는 것이 중요하다. 각막궤양은 치유되어도 상처의 흔적이 남아 시력장애를 일으키는 원인이 될 수 있으므로 안과의 검진은 필수적이다.

각막염 각막궤양은 여러 가지 원인에 의해 발병하는데, 크게 나누면 다음의 세 가지로 분류할 수 있다.

① 감염에 의한 것 ― 세균이나 곰팡이 또는 바이러스 등에 감염되어 생긴다.

② 외상에 의한 것 ― 상처로 인하거나 쇳가루, 모래알 등 이물질의 침입에 의해 각막이 상하거나 화학약품이나 자외선 등의 물리적·화학적 원인으로 각막이 상처를 입어 염증이나 궤양을 일으키는 경우도 있다.

③ 비감염성에 의한 것 ― 특이체질이나 전신적인 병이 원인이 되어 각막에 궤양이 생기는 경우가 있다.

각막에는 3차신경이 분포하고 있어서 몸 가운데 지각이 가장 예민한 곳이다. 따라서 각막에 염증이 생기면 심한 통증을 느끼게 된다. 눈의 통증과 눈물이 많이 나오는 것도 그 하나의 특징이다. 염증이 계속되면 각막도 점점 탁해져서 궤양이 생기며, 병변의 부위나 그 크기에 따라서 시력이 저하되기도 한다. 또한 궤양이 심해져서 각막에 구멍이 생길 수도 있다. 이것을 각막천공이라고 하며, 경우에 따라서는 실명하기도 한다.

각막염 중에서도 빈도가 가장 높은 순서로는 세균, 곰팡이, 바이러스 등에 따라 감염되어 일어나는 각막염이다. 이러한 바이러스 각막염 가운데 특히 문제되는 것은 헤르페스의 감염에 의한 각막헤르페스다.

세균과 곰팡이에 의한 각막염이나 각막궤양은 까만자위 중앙 부분에 병변이 생기기 쉽다. 또한 각막염은 한쪽 눈에만 생기는 것이 보통으로, 두 눈이 함께 발병하는 예는 별로 없다.

>>> 세균성 각막염

각막의 상처 부위에 세균이 침입함으로써 감염되어 생기는 경우가 가장 많다. 원인이 되는 세균으로는 포도상구균이나 연쇄상구균, 녹농균 등이 대표적이다.

일반적인 치료방법으로는 병변부의 분비물을 채취한 뒤 그 원인균을 조사해서 그 균에 가장 잘 듣는 항생물질을 점안한다. 증상이 심할 때는 항생물질의 내복약도 복용한다.

치료까지의 기간은 병의 증세에 따라 다른데, 길게는 3~4달쯤 걸리는 경우도 있다. 항생물질이 잘 듣지 않는 세균이 원인일 때는 치유되기 힘들며, 치유된다고 해도 각막에 하얀 백태가 남는 수가 있다. 최근에는 항생물질이 발달해서 세균성 각막염은 일반적으로 치료가 잘 된다고 할 수 있다.

무엇보다 일상생활에서 신경쓰는 지혜가 필요하다. 콘택트렌즈를 낀 후 먼지나 다른 이물이 눈에 들어가지 않도록 주의해야 하며, 만일 통증이 있으면 지체하지 말고 렌즈를 뺀 후 안과에서 검진을 받아야 한다.

>>> 각막진균증

아스페르기루스 등 여러 종류의 진균(곰팡이)으로 인해 발생한다. 이것은 동물이나 식물에 잠복되어 있는 경우가 많고, 초목에 눈을 찔리거나, 동물의 털이 눈에 들어가서 감염되는 경우도 많다. 또 눈병 치료에 스테로이드약을 사용하고 있는 사람과 몸이 쇠약한 사람은 면역기능이 떨어지기 때문에 진균에 감염되기 쉽다.

항진균약의 점안과 내복약을 병행함으로써 치료가 가능할 수 있다. 항진균약의 복용은 6개월쯤 계속할 필요가 있기 때문에 약에 대한 알레르기나 간 기능, 콩팥 기능의 장애를 가져오지 않도록 정기적으로 체크해야 한다.

스테로이드약을 쓰고 있는 사람이나 체력이 떨어져 있는 사람은 눈의 증상에 특히 주의해야 한다. 또한 콘택트렌즈 착용자는 올바른 착용법을 숙지해서 그대로 지켜나가야 한다. 동식물과 접촉하는 기회가 많은 사람은 눈의 보호에 각별히 유의해야 한다.

>>> 비감염성 각막궤양

비감염성 각막궤양은 두 눈에 생기는 경우가 많다.

감염 이외의 원인으로 생기는 비감염성 각막궤양에는 각막변연궤양과 잠식성 각막궤양이 있다. 각막변연궤양이란 눈꺼풀 주변에 있는 포도상구균에 대한 알레르기반응이 원인으로 각막에 궤양이 생기는 병이다. 또한 잠식성 각막궤양은 각막의 조직이 녹아서 각막 주변에 궤양이 생기는 것으로, 만성 관절 류머티즘 등의 자기면역질환에 합병하는 예도 있다. 어느 것이든 두 눈에 생기는 경우가 많은데, 흔히 생기는 병은 아니다.

각막변연궤양의 치료는 항생물질이나 스테로이드약을 점안하고, 잠식성 각막궤양은 증세를 억제시키거나 경감시켜 환자의 고통을 줄이고 간접적인 치료효과를 얻을 수 있는 대증요법을 행하는 것이 바람직하다.

>>> 바이러스성 각막염

바이러스성 각막염은 잠복했던 바이러스가 몸의 저항력이 떨어졌을 때 활성화되어 생긴다. 점안약으로 치료하면 증상은 완화되는데, 각막에 혼탁이 남으면 시력을 회복하기가 어렵다. 재발하기 쉬운 병이기 때문에 바로 치료하는 것이 중요하다.

헤르페스 바이러스에 감염되면 평소에는 별다른 증상이 없다가 컨디션이 좋지 않거나 면역력이 저하되면 입가나 성기등의 피부에 작은 물집이 생기게 되는데, 이러한 증상이 눈에 나타나는 것을 각막 헤르페스라 한다.

헤르페스 바이러스에는 모두 여덟 가지가 있으며, 눈에 증상을 일으키는 것은 단순 헤르페스 1형과 대상(帶狀) 헤르페스위로즈다. 이 중 대표적인 것은 단순 헤르페스 1형에 감염되어 각막에 염증이 생기는 바이러스성 각막염(단순 헤르페스 각막염)이다.

증상으로는 눈이 쑤시는 것처럼 아프다, 눈이 부시다, 눈물이 난다, 눈이 충혈된다, 시력이 떨어진다는 등의 불편을 호소한다.

대부분의 경우 한쪽 눈에만 생기며, 거의 모든 사람들이 유아기에서 청년기 사이에 감염된다. 그 가운데는 결막염 등이 생기는 사람도 있는데, 대부분 증상을 느끼지 못하기 때문에 감염된 것을 모르는 경우가 많다.

감염 후 바이러스는 눈을 지배하는 신경절의 하나인 모양신경절에 살고 있는데, 대부분의 사람들은 바이러스가 잠복상태 그대로 일생을 마칠 수도 있다. 그러나 어떤 형태로든 이 바이러스가 활성화되면 모양신경절로부터 각막에 분포하고 있는 3차신경을 통해 각막에 증식한다.

바이러스를 활성화시키는 원인은 확실하게 밝혀지지 않았지만, 몸의 컨디션이 나쁘거나 몸의 저항력 약화 또는 수술 등에 의한 각막에 대한 자극 등으로 알려져 있다.

바이러스성 각막염에는 표면에 궤양을 일으키는 상피형과 백태가 끼는 실질형이 있다.

■ 상피형 ─ 각막은 상피, 실질, 내피 등의 다섯 개 층으로 구성되어 있다. 이 타입은 가장 밖에 있는 상피층에 바이러스가 증식해서 생기는 경우다. 바이러스가 증가하면 염증이 생겨 궤양이 된다. 이 궤양은 나뭇가지처럼 보여 수지상 각막염이라고 부르기도 한다.

■ 실질형 ─ 바이러스 감염 후 각막의 중심층인 실질층에서 바이러스에 대한 면역반응이 일어나 항원항체반응 등의 복잡한 병변이 생기는 것으로, 실질에 염증이 생겨 그 부분의 각막에 백태가 끼게 된다.

어떤 형태든 시력의 저하를 가져오고, 심한 경우에는 거의 실명에 이르기도 한다. 바이러스성 각막염 치료 도중 증상이 없다고 해도 바이러스는 모양신경절에 계속 잠복하고 있기 때문에 재발 가능성이 높다.

치료는 우선 약물요법이 중요하며 꾸준하게 치료해야 한다. 다만, 상피형과 실질형에 사용하는 약은 다르다.

먼저 상피형의 경우에는 헤르페스 바이러스의 증식을 억제하기 위해 항바이러스의 점안약을 쓰는 것이 보통이다. 바이러스의 증식 사이클에 맞추어 쓰는 것이므로 의사의 지시에 반드시 따르는 것이 중요하다. 올바르게 점안하면 약 2주일 정도면 병변은 없어지고 시력도 제상태로 돌아온다.

실질형의 경우 면역반응을 억제하기 위해 스테로이드제의 점안약을 쓰도록 해야 한다. 동시에 바이러스 증식도 억제할 필요가 있기 때문에 항바이러스약의 점안약을 병용한다. 점안치료를 끈기있게 계속하면 2개월 정도면 치료가 가능하다. 다만, 실질형의 경우에는 각막에 혼탁이 남아서 시력이 회복되지 않는 경우가 적지 않고, 시력저하가 심할 때에는 각막이식이 필요하다.

각막헤르페스의 재발을 완전히 막는 방법은 없지만, 병을 유발하는 원인으로 생각되는 건강의 조절 등에 유의해야 하며, 규칙적인 생활을 하는 것이 시력저하 예방의 지름길이다.

>>> 각막이식

각막이식에 적용되는 것은 시력장애의 원인이 각막장애에 의한 경우에 한한다. 각막장애 외에 망막 등의 이상에 따라 시력장애가 발생한 경우에는 각막을 이식하는 것은 아무런 의미가 없다.

각막이식의 방법에는 크게 두 가지가 있다.

■ **표층각막이식** ─ 혼탁해진 부분의 각막 표면을 엷게 긁어내어 제공자의 각막을 갖다 붙이는 식으로 봉합한다.

■ **전층각막이식** ─ 각막의 중앙부를 직경 7~8밀리미터 원형의 각막 전층을 절단 후 그 자리에 제공자의 각막을 끼어 넣어서 봉합한다.

일반적으로 소요되는 시간은 약 1시간 정도며, 봉합시 꿰맨 실을 제거하는 것은 약 1년 후에 시행한다. 이식수술에서 우려되는 것은 거부반응인데, 각막이식은 다른 장기의 이식에 비해 거부반응이 생기는 빈도가 그다지 많지 않다.

각막의 제공은 다른 장기의 제공과는 달라서, 심장이 멈추고 12시간 이내면 가능하다.

안구를 기증한다는 것은 사망자 본인의 의사표시가 없었다고 해도 유족의 승낙만 있으면 가능하다. 또한 이식각막의 보존방법도 안구은행에서 2주일 동안 보존할 수 있다.

3. 남 모르는 고민, 노안

>>> 노안은 중년의 상징물?

현대과학과 의학기술의 발달로 윤택한 삶을 살아가는 것이 사실이다. 그러나 현대과학으로는 아직까지 인간의 노화를 막을 수 없다. 노안 역시 마찬가지다. 노화현상 중 하나인 노안에 대해 알아보자.

우리 몸에 오는 노화현상 중 가장 먼저 찾아오는 기관은 눈이다. 특히 40세를 넘어서면서 작은글씨가 보기 힘들어지는 노안이 나타난다. 노안은 쉽게 말해 가까이 있는 사물 또는 글을 읽을 때 정확히 식별할 수 없는 상태를 말한다.

눈의 구조는 카메라와 비슷한 구조를 가지고 있다. 카메라 렌즈에 해당하는 수정체와 빛의 양을 조절하는 조리개 역할의 홍채, 필름에 해당하는 망막, 자동초점 카메라의 줌 역할을 하는 모양체근 등 이러한 구조를 통해 시력을 얻을 수 있다. 수정체는 원래 탄력성이 있어서 양 옆에 붙어 있는 모양체근에 의해 얇아지거나 두꺼워지기도 한다. 하지만 수정체는 나이가 들수록 변화가 일어난다. 수정체 속에 핵이 생겨 주위가 점점 단단하게 굳어지는 것이다.

이와 같은 현상은 대략 40~45세 정도이며, 대략 이 시기부터 눈의 원근 조절기능이 확연하게 떨어져 30센티미터 정도의 거리에 있는 글이나 사물이 젊었을 때처럼 명확하고 뚜렷하게 보이지 않는다. 이처럼 노안은 노화의 진행으로 나타나는 현상이기 때문에 누구도 이를 피할 수 없다.

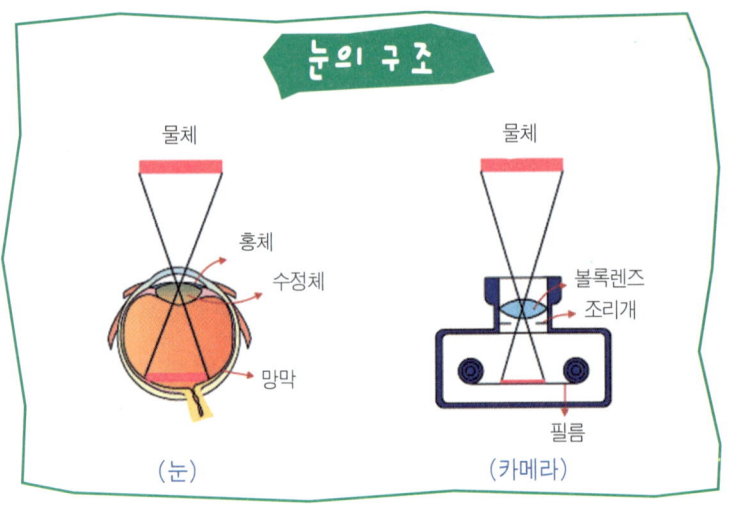

눈의 구조

물체

홍체
수정체

망막

(눈)

물체

볼록렌즈
조리개

필름

(카메라)

노안은 원시가 있는 사람에게는 증상에 대한 자각시기가 빨리 나타나며, 근시가 있는 사람에게는 정상적인 사람보다 늦게 나타난다. 그 이유로 근시라는 단어의 의미처럼 근시인 사람은 원래 가까이 있는 사물을 볼 때 수정체를 조절하지 않더라도 잘 보일 수 있는 굴절이상 상태이기 때문에 조절력의 노화가 있더라도 영향이 적기 때문이다.

노안이 나타나면 적절한 도수의 돋보기를 써야 하는데, 나이가 들어도 사물이 보인다고 해서 사용하지 않는 경우가 종종 있다. 이러한 경우에는 피로가 쉽게 오며 두통이 생길 수도 있다. 또한 억지로 가까운 곳을 보려고 무리하기 때문에 눈이 침침해지고 손목과 어깨 등이 결리는 안정피로의 증상이 나타난다.

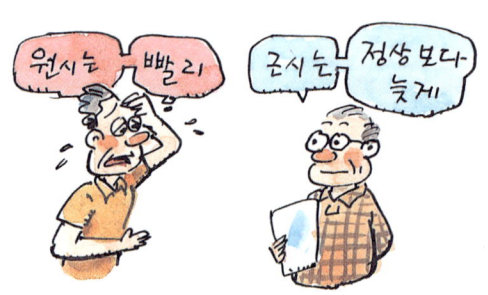

원시눈 빨리

근시눈 정상보다 늦게

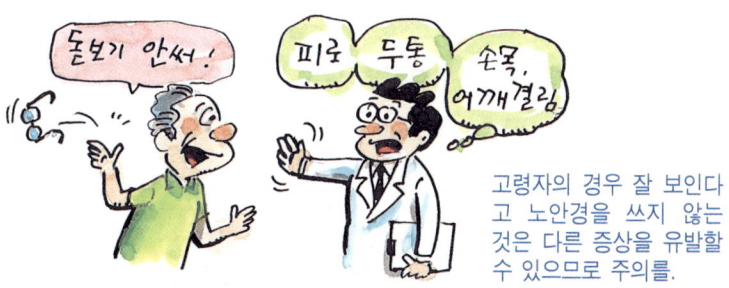

고령자의 경우 잘 보인다고 노안경을 쓰지 않는 것은 다른 증상을 유발할 수 있으므로 주의를.

>>> 노안 해결을 위한 다양한 방법들

눈의 피로를 근본적으로 줄이기 위해서는 노안경을 착용해야한다. 노안경은 독서할 수 있도록 전체가 돋보기로 되어 있는 단초점렌즈와, 렌즈의 상단과 하단으로 나누어 원거리와 근거리를동시에 볼 수 있는 이중초점렌즈가 있다.

또한 원거리와 중간거리, 근거리를 볼 수 있는 삼중초점렌즈가있으며, 프리즘 현상을 이용해 눈동자만 상하로 움직이면 거리에관계없이 물체를 뚜렷하게 볼 수 있는 누진다초점렌즈가 있으므로 안과 전문의와 상담해서 올바른 교정을 받는 것이 바람직하다. 이 외에도 눈의 노화로 인해 발생하는 안과 질환의 종류도 많은만큼 안과 전문의의 지속적인 검진이 바람직하다.

요즘에는 레이저를 이용해서 안경을 착용하지 않아도 돋보기를착용한 것과 같은 효과를 볼 수 있는 시술이 개발되었다. 미국에서 원시 치료용으로 개발되어 최근 국내에 도입된 것으로, 레이저열 각막성형술(LTK)이 있다. 이것은 노안의 근본적인 치료로는볼 수 없지만, 연구가 좀 더 진행되면 노안을 가진 환자들에게 효과적으로 적용될 수 있을 것으로 보인다.

하지만 아직까지는 그 안전성과 수술효과 등이 임상적으로 공인받지 못한 상태다. 이 수술의 범위는 +0.75∼+2.50 디옵터로 한정되어 있으며, 치료효과 또한 2년밖에 되지 않는다. 아울러 노안의 근본적인 치료가 아닌 원시의 해결을 위한 수술이므로 노안의 치료에 적용하는 데에는 적절한 검사와 시술이 필요하다. 최근 다른 수술법이 개발되어 실용화 단계에 있는데, 그것이 전기열 각막성형술(CK)이다.

최근에 필자는 미국 로스앤젤레스 근교에 위치한 리프락텍 사를 방문해서 장비와 원시 및 노안 수술에 대한 트레이닝을 했다. 이와 함께 근교인 오렌지카운티에 위치한 메디컬 아이센터에 들러 톰 피터슨 박사의 시술과정을 관찰함과 동시에 노안 및 원시 수술에 대한 진지한 토의를 했다.

이러한 시술이 임상실험과 연구를 통해 개선된다면 노안으로 고생하는 많은 이들의 고민이 조만간 해결될 것으로 보인다. 그 외에도 노화로 인해 발생하는 안과 질환의 종류도 많은만큼 안과 전문의와의 상담을 거쳐 지속적으로 검진하는 것이 바람직하다.

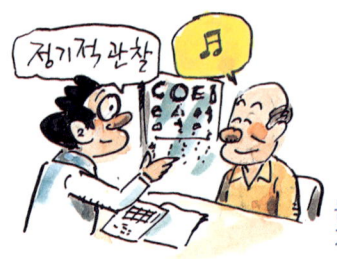

눈질환 치료를 위해서는 정기적인 관찰과 검진이 필수.

4. 실명율이 가장 높은 녹내장

녹내장은 눈 안의 압력, 즉 안압이 높은 상태에서 높아진 안압에 의해 시신경이 눌려서 손상을 받고 그 결과 시야가 좁아지거나 변화를 초래하는 질환이다. 이는 대개 방수의 생성과 배출 경로에 이상이 있을 때 일어난다. 경우에 따라서 배출경로는 정상인데 방수가 과다하게 생성되어 안압이 높기도 하지만, 주로 배출경로가 막혀 안압이 상승하게 된다. 이것은 하수구가 막혀 있는데 수도꼭지에서는 물방울이 계속 흘러나오는 경우와 같다.

안압이 높아지면 눈의 각 부분에 압력이 가해지지만, 특히 약한 부위인 시신경유두가 뒤로 밀려 시신경이 손상받는 결과가 초래된다.

시신경 중에서도 주변 시력을 담당하는 시신경섬유가 먼저 장애를 받고 차차 장애범위가 넓어지면서 중심시력을 담당하는 시신경섬유가 영향을 받는다.

초기단계에서는 시력장애가 거의 없으며 환자 자신도 시력장애를 느끼지 못하다가, 말기에 가서 중심시력만 남은 경우에야 시력장애가 있음을 알게 되는 무서운 병이다. 그렇기 때문에 정기적인 안압검사와 시야검사 및 시신경유두검사를 받아보는 것이 바람직하다.

녹내장은 어두운 실내에서 독서를 많이 한다거나 부적절한 영양섭취 등의 생활습관에서 기인되는 것이 아니다. 또한 전염되지도 않고 생명을 위협하지도 않지만, 당뇨병성 망막증과 더불어

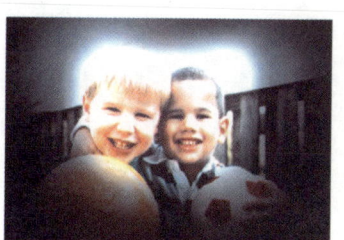

녹내장에 따라 시야가 좁아진다.

가장 흔히 실명을 일으키는 무서운 눈질환이다. 더욱이 이러한 녹내장은 한번 발병하면 이미 손상된 시신경이 다시 복구되지 못하므로 조기진단과 조기치료가 특히 중요하다.

녹내장은 대부분의 경우 약물이나 레이저치료와 수술로 조절할 수 있으며, 현재도 많은 안과의사들이 원인규명과 효율적인 치료를 위해 연구하고 있는 상태다. 40세 이후에는 매년 2회 정도 정기적으로 안압측정을 권하며, 조기진단이 특히 중요하다. 녹내장의 대표적인 질환인 개방각 녹내장과 폐쇄각 녹내장에 대해 살펴보도록 하자.

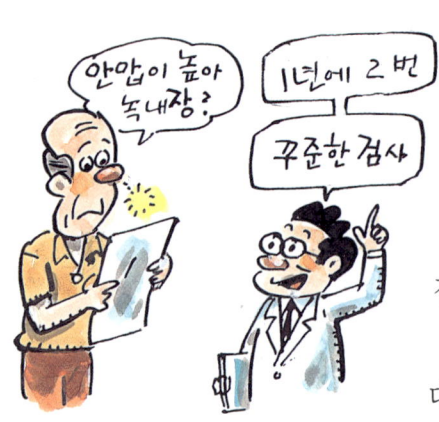

녹내장 예방을 위해서는 꾸준한 검사를.

■ 개방각 녹내장 — 가장 흔한 형태로, 만성 녹내장이라고 한다. 안구의 선행 질환이 없이 단지 안압 상승으로 인해 시신경의 장애를 초래하는 특징적인 시야 변화를 보이는 증후군을 말한다. 대부분 양안성으로 진행되며, 말기까지 자각증상 없이 서서히 진행되는 경우가 대부분이다.

이런 개방각 녹내장의 증상은 대부분 말기까지 시력장애를 포함한 자각증상이 없으므로 환자 자신도 모르고 지내다가 거의 말기에 뒤늦게 발견하는 경우가 많다.

이런 개방각 녹내장에 있어서의 안압은 초기에는 그렇게 높지 않지만 병의 진행으로 안압의 상승이 심하게 일어나는 경우, 즉 안압의 1차 변동이 심한 경우나 많은 물을 섭취했을 때 상승된 안압으로 인해 가벼운 안통이나 두통을 느끼는 경우가 있다. 그리고 가끔 불빛 주위에 무지개 태가 보이는 경우도 있는데, 이것은 안압의 상승으로 인해 각막에 부종이 초래되어 나타난다.

이런 개방각 녹내장은 40대 이후에 발생빈도가 높기 때문에 특별한 자각증상이 없더라도 1년에 두 번 정도는 정기적으로 안과 전문의를 찾아 안압검사와 안저검사로 시신경유두 함몰 여부를 확인받는 것이 좋다.

개방각 녹내장은 서서히 진행되며, 안약이나 내복약에 의해서도 조절이 잘 된다. 그러나 약물치료에도 불구하고 안압조절이 잘 안 되거나 시야 변화가 진행되는 경우에는 레이저광선 치료인 아르곤 레이저 우각조형술을 시행한다. 이 방법으로도 안압 조절이 안 될 때에는 섬유주절제술이 보편화되어 있다.

■ 폐쇄각 녹내장 ─ 일명 급성 녹내장으로, 후방의 압력이 갑작스럽게 상승되어 홍체가 각막 쪽으로 밀리면서 우각이 폐쇄되기 때문에 방수가 빠져나가지 못함으로써 발생한다. 따라서 급격하게 안압이 높아져 안구의 심한 통증과 함께 시력이 떨어지고, 경우에 따라서 메스껍고 토하기도 해서 내과적인 질환이나 신경외과적인 질환으로 오인해서 안과적인 치료시기를 놓치게 되어 결국에는 실명하는 질환이다.

심한 안통, 두통, 구역질, 밝은 불빛 주위로 무지개 같은 것이 보이는 증세를 보이며, 심한 시력저하 등이 동반된다. 이러한 경우에는 즉각적인 응급처치가 필요하다.

폐쇄각 녹내장에 있어서 가장 중요한 것은 급성 녹내장 발작이 일어나지 않도록 예방하는 것이다. 40세 이상인 사람에게는 녹내장에 대한 교육이 필요하며, 발작을 경험한 사람에게는 주변 홍체절제술을 시행해야 한다.

최근에는 레이저광선을 이용해서, 외래에서 입원 없이 아르곤 레이저 홍채절개술이나 주변 홍채절제술을 시행해서 좋은 효과를 얻기도 한다.

5. 아주 흔한 질환, 백내장

>>> 도대체 백내장이란 무엇인가?

백내장은 눈 속의 렌즈 역할을 하는 수정체에 백태가 끼어 수정체가 혼탁해지고 시력에 장애가 생기는 병이다. 이 병은 대개 나이가 들어감에 따라 생기는데, 요즘에는 30~40대에서도 종종 나타나므로 장애의 범주에서 벗어났다고 안심해서는 안 된다. 특히 우리 나라 사람들은 서구사람들보다 젊은층의 백내장 환자가 많은 것으로 보고되고 있다.

백내장은 눈에 안개가 낀 듯 탁해 보이거나 시력의 저하 등으로 나타나는데, 탁해진 수정체 대신에 눈 속에 인공수정체를 넣는 수술로 회복할 수 있다. 최근에는 수술방법의 발달로 환자의 신체적 부담도 적어져 고령자라고 해도 안심하고 수술받을 수 있다.

백내장은 눈의 초점을 맞추는 수정체가 탁해져서 시력이 떨어지는 것이 일반적이다. 사람의 눈에 들어온 빛은 각막이나 수정체, 유리체를 통해 최종적으로 망막까지 도달한다. 그 상(像)이 전기

신호로 바뀌고 시신경에서 뇌에 전달됨으로써 사물을 보는 것이다.

사람의 눈은 곧잘 카메라에 비유되는데, 이 중에서 렌즈에 해당되는 수정체는 빛을 굴절시켜 초점을 조절하는 역할을 하고 있다. 먼 곳의 사물을 볼 때에는 이 수정체가 얇아지고 반대로 가까운 곳의 사물을 볼 때에는 수정체가 두꺼워져서 초점을 맞춘다.

수정체는 직경이 9밀리미터, 두께 4밀리미터 정도의 양면이 튀어나온 볼록렌즈 모양으로, 막에 의해 쌓여 있다. 이 막의 전면을 전낭, 후면을 후낭이라고 한다.

한편, 수정체 가운데 몸통인 핵과 피질은 투명한 조직으로, 단백질과 수분으로 되어 있다. 정상적인 수정체는 투명하고 빛을 잘 통하게 한다. 그러나 무엇인가의 이유로 수정체와 몸체의 단백질이 변성해서 탁해질 경우가 있는데, 이것이 곧 백내장이다.

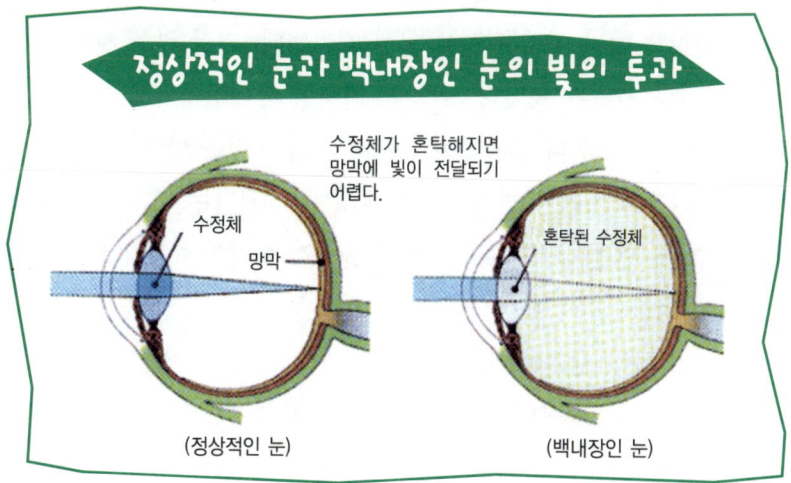

정상적인 눈과 백내장인 눈의 빛의 투과

수정체가 혼탁해지면 망막에 빛이 전달되기 어렵다.

수정체
망막

혼탁된 수정체

(정상적인 눈)   (백내장인 눈)

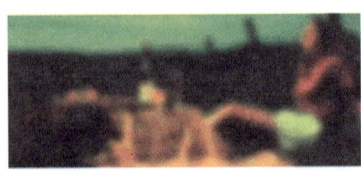 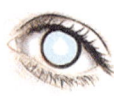

백내장에 걸린 상태

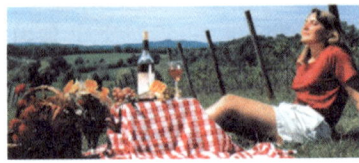 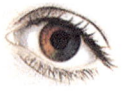

정상적인 상태

    투명해야 할 렌즈가 탁해지기 때문에 밖으로부터 빛이 잘 통과하지 않거나 빛이 난반사해서 망막에 선명한 상을 연결할 수가 없다. 그 결과 시력저하 등의 증상이 일어나는 것이다.

    백내장은 예전부터 고령자의 시력에 장애를 미치는 주요원인이 되어 왔다. 그러나 지금은 치료방법이 발달해서 백내장으로 인해 저하된 시력의 개선이 매우 용이하다.

    백내장은 여러 가지 원인에 의해 생기는데, 가장 많은 것이 역시 나이와 관련된 것이다. 이것을 가령성 백내장이라고 부른다. 수정체는 누구나 나이가 들어감에 따라 많든 적든 탁해지게 마련인데, 이것은 머리가 회거나 피부에 주름이 생기는 것과 같은 이치라고 할 수 있다. 따라서 나이가 들어감에 생기는 백내장을 완전히 예방하기란 힘들다.

    나이가 들어 생기는 백내장 외에도 원인은 몇 가지가 더 있다. 예를 들면 당뇨병이나 아토피성 피부염의 합병증으로 생기는 경우가 있다. 이것은 스테로이드약을 장기간 복용하거나 눈에 넣는

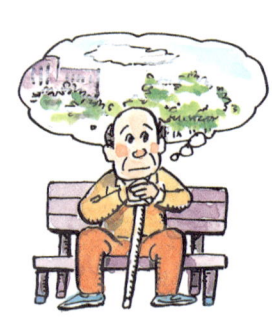

백내장은 나이들면서 생기는 것이 일반적이다.

78

경우로, 그 부작용에 의해 백내장이 될 수도 있다. 또한 포도막염 등 다른 눈질환에 의해서도 생길 수도 있다.

이 밖에도 임신중일 때 모태가 풍진에 감염되어 신생아에게 백내장이 생기는 선천적인 백내장과 눈을 다쳤거나 눈에 이물질이 들어갔을 때 생기는 외상성 백내장을 들 수 있다.

원인이 무엇이든 일단 백내장에 걸리면 수정체의 병으로, 치료나 대책은 기본적으로 동일하게 행해진다. 다만, 나이에 의한 백내장이 아닌 경우에는 우선 다른 질환의 치료를 먼저 받는 것이 중요하다.

>>> 백내장의 증상과 진행

나이가 들어감에 따라 생기는 백내장은 일종의 노화현상이기 때문에 나이가 많을수록 흔히 발생한다. 일반적으로 60세쯤부터 증상이 나타나는 경우가 많은데, 70세가 되면 대략 80퍼센트에 달하고, 80대에서는 거의 모두라고 할 정도로 수정체에 탁함이 생긴다. 물론 머리가 희거나, 주름이 생기는 나이도 개인에 따라 차이가 있는 것처럼 40대에도 백내장에 걸리는 사람이 있는가 하면 80세가 되어도 증상이 나타나지 않을 수도 있다. 또한 수정체의 탁함에 있어서도 그 증상 정도가 틀리기 때문에 누구에게나 생활에 지장을 초래하는 것은 아니다.

단지 일단 시작된 수정체의 탁함은 스스로 회복되지 않으며, 나이와 더불어 서서히 진행된다.

백내장의 대표적인 증상으로는 눈이 희미해진다, 눈이 부시다

는 것을 들 수 있다. 특히, 백내장의 초기증상은 어두운 곳에서는
잘 보이는데 밝은 곳에서는 잘 보이지 않는다는 것을 호소할 수
도 있다. 또한 눈이 희미해지는 것보다 우선해서 눈이 부신 증상
이 올 수도 있다. 이것은 수정체의 탁함이 빛을 난반사하기 때문
이다.

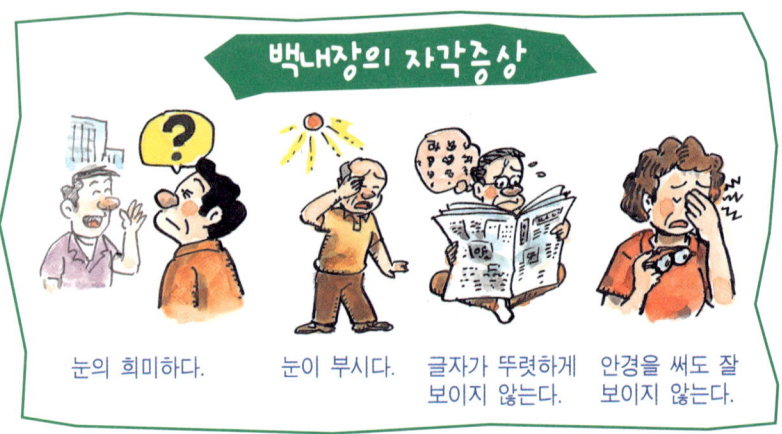

백내장의 자각증상

눈의 희미하다.　　눈이 부시다.　　글자가 뚜렷하게　　안경을 써도 잘
　　　　　　　　　　　　　　　　　　보이지 않는다.　　보이지 않는다.

　　백내장과 마찬가지로 작은 글자가 잘 보이지 않는 현상은 노안
에서도 흔히 일어난다. 가까이 보거나 안경을 쓰면 뚜렷이 보이
는 것이 보통이지만 백내장의 경우에는 거리의 멀고 가까움을 떠
나 희미하게 보이는 데다 안경으로 교정할 수 없다.

　　수정체의 탁한 정도에 따라 그 증상도 달라진다. 수정체가 탁해
지는 방법에도 여러 가지가 있으며, 그 형태에 따라 증상의 발생
유형 또한 조금씩 차이가 있다.

　　피질에서 탁함이 시작되는 경우는 일반적으로 눈부심이 나타나
는 증상이 나타나는 예가 많고, 그 후에 눈이 희미해진다. 핵으로

부터 탁함이 시작되는 경우에는 처음에는 가까운 것이 잘 보이는 근시현상이 생기고, 그 후에 눈이 희미해진다. 근시현상은 수정체의 굴절률이 변하기 때문에 일어나는 것으로, 근시가 없던 사람이 근시처럼 되거나 근시였던 사람이 그 정도가 심해져 안경이 맞지 않는다.

노인성 백내장(노화현상 중 하나)에 의한 수정체의 약화로 피질로부터 탁해지는 경우를 많이 볼 수 있는데, 개인에 따라서는 피질과 핵 양쪽으로부터 탁함이 시작되는 혼합형의 경우도 있다.

수정체의 탁함이 심해질수록 눈도 점점 더 희미해지는데, 수정체가 하얀 상태로 탁해지면 시력도 떨어진다. 그러나 다른 질환에 의한 합병증이 아니라 백내장 자체로 판명났을 때는 치료시기가 늦었다고 해서 실명에 이르는 위험한 경우는 없다.

다만, 눈이 희미해진다고 해서 백내장이라고 단정지을 수는 없으며, 진행된 백내장을 오래 방치해두면 급성 녹내장 등의 합병증을 일으킬 수도 있다. 따라서 자가처방에 의존하기보다는 안과에서 검진 받는 것이 보다 중요하다.

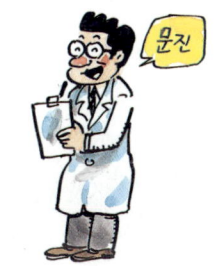

>>> 진단과 검사는 어떻게 할까?

시력저하의 원인을 찾아 치료방침을 결정하기 위해 우선 문진이 중요하다. 백내장을 의심하는 증상이 있어 안과의 진단을 받으면 우선 행해지는 것이 문진이다. 백내장의 유무는 검사를 하면 바로 알 수 있다. 하지만 의사와 상담하는 과정에서 반드시 밝혀야 하는 것은 눈의 외상이다. 시기적으로 오래된 일이라고 해

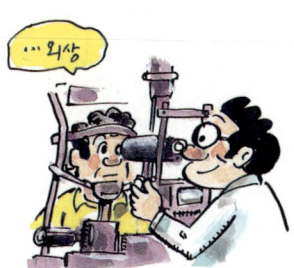

시력저하의 원인을 찾기 위해서는 문진과 외상검사가 필수.

도 밝혀야 치료에 효과적이다. 외상성 백내장일 경우 수술방법이 다를 수도 있기 때문이다.

시력이 나빠진 원인이 백내장에 의한 것인지 아닌지를 알아본 후 백내장의 확정진단을 하기 위해서는 문진 뒤에 굴절시력, 안압을 재는 검사, 안저검사, 슬릿트 램프로 각막이나 수정체의 상태를 본다. 이것은 특수한 현미경으로 각막이나 수정체의 상태를 조사하는 검사로, 백내장이 생겼는지 아닌지 또는 수정체의 어느 부분이 탁한가를 바로 알 수 있다.

수정체가 새하얗게 탁해져 망막상태를 알 수 없는 경우에는 이상과 같은 검사 외에 초음파 검사나 망막전도검사 등을 실시할 수도 있다. 또한 일반적인 성인병 검사에서도 시력검사나 안저검사를 받을 수 있다.

>>> 치료와 대책은 이렇게

백내장의 약물치료는 병의 진행을 더디게 하는 데 목적이 있다. 백내장의 약물치료에는 안약을 점안하는 방법이 있다. 점안약은 장기간 사용해도 부작용이 없지만, 점안약 자체로 백내장을 치료하는 것은 아니다. 단지 백내장의 진행을 조금이라도 늦추기 위해 사용되는 것이 보통이다.

백내장의 정도가 심하지 않다면 일상생활에서 간단한 조치만으로도 증상을 어느 정도 완화시킬 수는 있다. 예를 들어 밝은 곳으로 나갈 때 눈이 부셔 잘 볼 수 없다면 선글라스를 쓰면 얼마간 잘 보인다. 또한 백내장에 의해 수정체의 굴절률이 변하면 근시가 되거나 근시가 더 심해지는데, 초기에는 안경을 쓰거나 도수를 조정하면 시력을 어느 정도 개선할 수 있다. 그러나 백내장이 진행상태에 있다면 이러한 대책도 효과가 없다. 일상생활에 지장을 초래한다면 서둘러 수술을 해야 한다.

백내장을 치료하려면 탁해진 수정체를 긁어내고 그 대신 인공렌즈를 삽입하는 수술을 한다. 눈의 수술이라면 두렵다고 생각할 수 있으나 그런 선입견을 가질 필요는 없다. 최근에는 레이저를 이용한 간단한 방법으로 백내장을 치료하기도 하며 시간적으로도 그다지 오래 걸리지 않아 편한 마음으로 수술을 받을 수 있다.

전에는 안경을 쓴 시력이 0.3이나 0.4 정도면 수술을 권했지만 요즘은 0.5나 0.6 정도가 기준이 되고 있다. 그러나 무엇보다도 당사자가 일상생활을 하는 데 불편을 느낄 때가 수술의 적기로 보는 것이 가장 무난하다. 안경을 쓰고 시력이 1.0이라도 눈이 부셔서 제대로 볼 수 없다면 수술을 권장할 수 있다. 반대로 0.4의 시력이라도 생활에 불편이 없으면 반드시 수술할 필요는 없다.

수술하기 전에는 우선 백내장 외에 다른 병이 없는가를 알아보는 것이 중요하다. 시력저하의 원인이 황반변성 등 다른 부분에도 있을 때는 수정체의 수술을 하더라도 시력의 회복을 기대할 수 없기 때문이다. 또한 당뇨병 망막증이 있는 환자는 수술로 더 나빠질 수 있으므로 당뇨병부터 치료하는 것이 우선이다.

백내장의 수술법은 갈수록 현저히 나아지고 있다. 예를 들면, 마취법이 발전하고 있는데, 요즘에 와서는 점안에 의한 마취만으로 수술이 가능해졌다. 또한 절개한 부위가 3밀리미터이면 안구의 내압을 이용해서 꿰매지 않고 상처 부위를 폐쇄시키는 방법이 행해지고 있다. 이 방법이면 봉합에 의한 안구조직이 꼬이지 않을 뿐 아니라 그에 따른 난시도 생기지 않으므로 회복도 빠르다. 그런데 눈 속 렌즈에는 초점을 맞추는 조절력이 없기 때문에 어딘가 한 곳에 초점이 맞도록 렌즈의 도수를 정하기 위해 안경이 필요하다.

그러나 요즘에는 안경 없이도 거리에 상관없이 잘 보이는 다초점의 눈 속 렌즈를 쓰고 있으며, 머지않아 성능이 더 강화된 다초점렌즈가 개발되리라는 전망이다. 거기다가 백내장과 녹내장, 각막이식, 망막박리 등의 질환도 동시에 수술이 가능해지고 있다.

>>> 수술이 걱정된다?

백내장 수술 전에는 눈의 검사가 필요하다. 이것은 각막의 내피세포의 수를 조사하는 검사로, 보통 백내장 수술을 받으면 각막의 내피세포의 수는 감소한다.

수술 전부터 세포의 수가 적으면 수술 후에 각막이 탁해질 위험이 있기 때문에 세포가 아주 적을 때는 백내장 수술을 서두르지 말고, 경우에 따라 각막이식과 함께 하는 수도 있다. 또한 수정체 대신에 눈에 삽입하는 인공렌즈의 도수를 결정하기 위해 각막의 커브와 안구의 깊이를 재는 초음파 검사도 하고 있다.

현재 백내장 수술은 탁해진 수정체를 제거하고 대신 인공렌즈, 즉 눈 속 렌즈를 삽입하는 방법을 행하고 있다. 수술은 국소마취를 한 후 시행하고, 수술시간은 방법에 따라 다르지만 대략 10~

30분 정도이므로 환자의 신체적 부담이 적은 편이다.

수술은 먼저 수정체를 제거한 뒤 인공렌즈를 삽입하는 과정으로 이루어진다.

수정체를 꺼내는 방법으로는 크게 두 가지가 있는데, 그중 하나는 수정체의 가장 딱딱한 부분인 핵을 모두 들어내는 방법이다. 이 방법은 안구를 11~12밀리미터 정도를 잘라야 되며, 수술 후 각막의 형태가 변성되어 난시가 심해지거나 시력회복에 시간이 걸린다는 문제가 있다. 다른 하나는 초음파로 핵을 부수어 꺼내는 방법이다. 이 방법으로는 안구를 3밀리미터 정도만 절개하면 되기 때문에 수술 후 안정 정도가 가볍고, 난시도 적으며, 회복도 빠르다. 이 두 가지 중 현재는 초음파를 사용하고 있다.

한편, 백내장이 많이 진전되어 핵이 굳어져 있을 때는 핵을 부수는 것이 어렵기 때문에 통째로 들어내는 수도 있다.

두 번째는 인공렌즈의 삽입이다. 수정체를 꺼내더라도 수정체를 전부 꺼내는 것은 아니다. 전면의 막(전낭)과 알맹이(핵과 피질)를 꺼내 후면의 막(후낭)과 그것을 버티고 있는 소대라는 부분을 남긴다. 이 남은 막 속에 인공렌즈를 삽입하는데, 인공렌즈는 직경 6밀리미터 정도의 렌즈와 눈 속에서 렌즈를 고정시키는 두 개의 루프로 되어 있다.

렌즈는 지금까지 플라스틱의 딱딱한 소재가 주류였다. 그러나 근래에 와서는 실리콘이나 아크릴 소프트 같은 연한 소재가 쓰이고 있다. 연하고 부드러운 인공렌즈는 꺾어 구부릴 수 있어서 작은 절개 부분으로도 삽입할 수 있다. 인공렌즈는 일단 눈 안에 들어가면 바꿔 끼울 필요가 없다.

　백내장 수술을 받은 후 관리를 포함해서 3~4일쯤 입원하는 것이 바람직하지만, 요즘에는 하루만에 하는 것이 보통이다. 환자의 몸상태나 수술 후의 통원에 문제가 없다면 입원하지 않고 통원으로 후속조치를 할 수 있다. 수술 후에는 눈이 충혈되거나 눈물이 나거나 눈이 희미하라는 등의 증상이 나타날 수도 있으나 이런 경우는 며칠에서 2주 정도 지나면 증상이 없어진다.

　백내장 수술은 짧은 시간 안에 끝나지만 안구를 절개하고 눈 안에 손을 대는 수술이므로 수술 후의 조치가 매우 중요하다. 수술 후 1~2달은 수술로 생긴 염증을 가라앉히고 감염을 방지하기 위해 의사의 지시대로 점안약을 쓸 필요가 있다. 특히 점안시에는 손발을 깨끗히 씻는 것에 신경써야 한다. 또한 눈을 누르거나 문지르는 행위는 반드시 금해야 한다. 상처가 완전히 아물 때까지는 항상 신중하고 조심해야 한다.

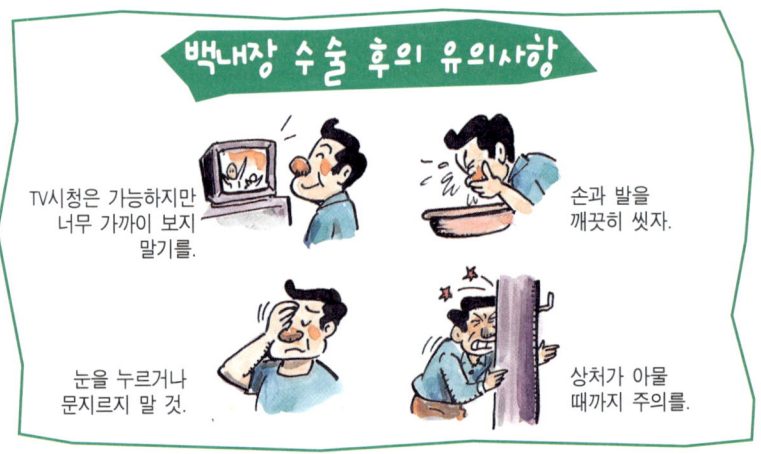

백내장 수술 후의 유의사항

TV시청은 가능하지만
너무 가까이 보지
말기를.

손과 발을
깨끗히 씻자.

눈을 누르거나
문지르지 말 것.

상처가 아물
때까지 주의를.

한편, 환자가 자주 묻는 말들 중 하나가 "수술 후 얼마가 지나야 눈을 쓸 수 있는가?"인데, 수술 다음날부터라도 상관없다.

인공렌즈는 수정체처럼 초점을 맞추는 조정능력이 없기 때문에 수술 후에는 안경이 필요하다. 지금까지 안경을 쓰고 있었다면 도수가 맞지 않으므로 새로 맞추어야 한다. 그 시기는 수술방법에 따라 달라지는데, 수술 후 2주일에서 2달 정도가 표준이라고 할 수 있다. 적절한 시기는 의사가 알려줄 것이므로 지시를 따르도록 한다.

>>> 후발 백내장은 레이저치료로 회복이 가능

백내장 수술 후 몇 달이나 몇 년이 지나서 다시 눈에 안개가 끼고 희미해지는 증상이 생길 때가 있다. 원인으로는 수술할 때 남겨진 수정체 후면의 막(후낭)이 탁해지는 후발 백내장을 의심할 수 있다. 후발 백내장은 일반 백내장과는 달리 수술할 필요 없이 레이저로 탁함을 간단하게 없앨 수 있다. 시력 또한 바로 좋아지는 것이 일반적이다. 다만, 자기 판단은 금물로, 녹내장이나 망막의 이상 등 다른 병이 원인일 수 있으므로 반드시 전문의와 상담해야 한다. 특히 당뇨병 망막증이 있는 사람은 백내장 수술로 자극받아 망막증이 진행되는 경우도 있으므로 수술 후에 경과를 지켜보는 것이 중요하다.

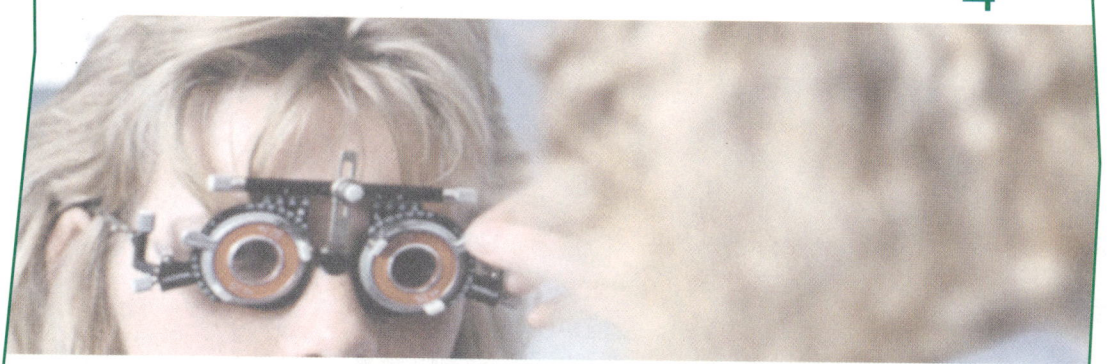

4

알아두면 도움되는 눈병들

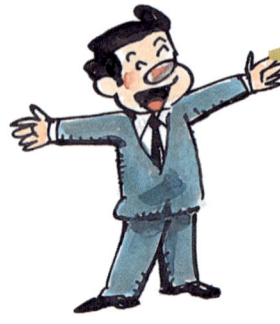

정보화사회인 현재 사람들은 누구나 건강의 중요성에 대해 잘 알고 있다. '마음의 창'이라고 불리는 눈의 중요성에 대해서는 두말할 필요도 없다. 그러나 우리는 눈을 보호하고 건강하게 하는 데에는 너무나 소홀히 해왔다.

1. 눈물이 계속 흐르는 비루관 폐쇄증

우리 사회가 정보화시대로 접어들면서 대부분의 사람들은 자주 발생하는 질환에 대해 어느 정도 이해하고 있다. 그중 눈이 신경계의 일부라는 것도, 그 중요성에 대해서도 어떠한 설명 없이 충분히 잘 알고 있다.

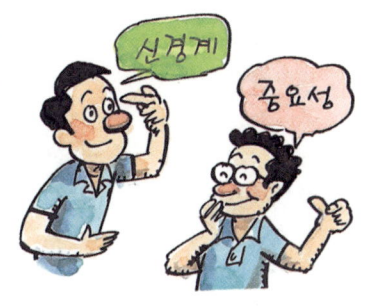

요즘 눈을 과도하게 사용함으로써 눈물로 인한 불편을 많이 호소하는 경우가 많은데, 이런 질환 가운데 눈물이 부족한 건성안 증후군과 울지 않았는데 눈물이 계속 흐르는 비루관 폐쇄증이 있다. 이 중에서도 눈물이 계속 흐르는 비루관 폐쇄증은 일상생활에 막대한 지장을 준다.

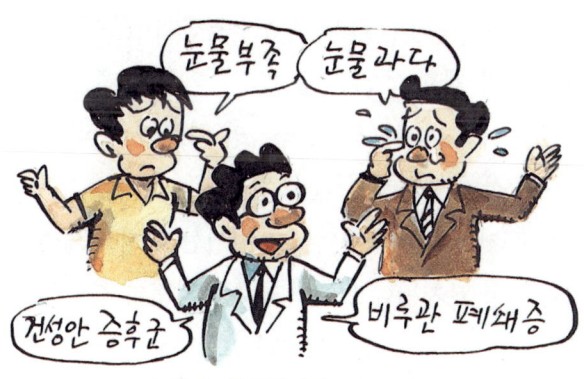

눈물이 부족하거나 너무 많으면 반드시 전문의를 찾자.

눈물은 누선에서 생성되어 누도를 통해 배출된다. 누도는 누점과 누소관, 누낭을 경유해서 비루관에 다다른다. 비루관 폐쇄증의 원인은 이곳에 염증이나 외상 또는 선천적 폐쇄 등의 이유로 비루관이 막히는 경우다.

원인 중에는 선천적이거나 만성 누낭염인 경우가 가장 흔하다. 이 가운데 선천적인 경우는 비루관의 개구부가 열리지 않아서 오는 누점폐쇄증이다. 비루관 폐쇄가 있는 환자에게는 특징적으로 눈물이 하안검(아랫눈꺼풀)을 따라 넘치며 항상 눈에 눈물이 젖어 있는 모습을 볼 수 있다.

이런 질환의 발생빈도는 안과 질환의 5~6퍼센트이며, 임상적 진단은 눈물이 흐르는 유류현상과 점액성 농성 분비물을 보인다. 눈물주머니 부위를 눌렀을 때 누점으로부터 점액성 및 농성 분비물의 역류를 관찰할 수 있으며, 결막염이나 축농증과 같은 합병증을 초래할 수 있다.

확진을 위해 누관세척술 및 누도촬영술이 필요하며, 치료방법으로는 초기 몇 개월 동안 누낭 마사지와 항생제를 투여해서 90퍼센트 정도 치료가 가능하다. 하지만 치료를 시작한 지 몇 개월이 지나도 증상이 완화되지 않을 경우에는 폐쇄된 비루관을 개방하기 위한 부지법을 시행한다. 그 시기는 환자의 증상을 보면서 결정한다. 또한 부지법이 실패했거나 부지법이 힘든 경우에는 시술 후 실리콘 관을 동시에 삽입한다.

이러한 여러 가지의 방법으로도 치료되지 않는 경우에는 코뼈를 뚫고 누낭과 비강을 연결해주는 누낭 비강문합술을 시행한다.

다만, 이 시술은 어렵고, 얼굴에 흉터가 남으며, 전신마취를 한 상태에서 수술하므로 입원치료를 해야 하는 단점이 있다.

이러한 단점을 보완한 최근의 수술방법으로 금속 스탠드와 플라스틱 스탠드를 이용해서 수술하지 않고도 막힌 부위에 장착해서 뚫어주는 방법이 있다. 다른 방법으로 몇년 전부터 비내시경과 레이저를 이용한 수술이 본격적으로 시행되면서 종전 수술방법에 비해 부작용이 크게 줄어들었으며, 수술 및 입원시간이 단축되어 많은 환자들에게 육체적·경제적 부담을 덜어주고 있다.

결론적으로 이 질환이 장기간 치료되지 않는 경우에는 반복적으로 나타날 수 있는 눈의 염증과 미관상의 문제, 나아가 시력장애를 초래할 수 있으므로 정확한 진단 및 적절한 치료가 매우 중요하다.

2. 흰자위가 혼탁해지는 검열반과 군날개

사람은 누구나 맑고 깨끗한 눈을 갖고 싶어한다. 눈은 사람의 건강상태를 말해주는 신호등이며 첫인상을 가늠하는 주요 포인트다. 그로 인해 많은 사람들이 아름다운 눈을 갖기 위해 신경쓴다.

그런데 만일 눈의 충혈과 흰자위가 누렇게 변색되는 것을 발견하면 어떻게 하겠는가? 당연히 병원을 찾겠지만, 그보다는 먼저 질환의 원인과 대처방

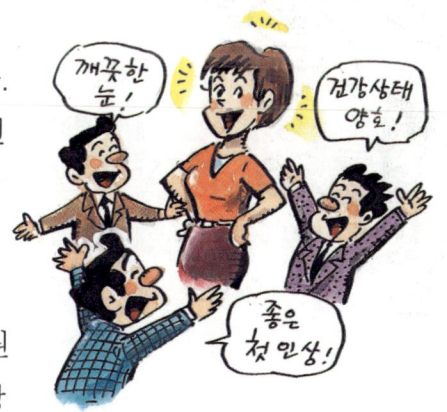

안을 알아두는 것이 현명한 방법이다.

　이러한 증상을 보이는 질환은 많이 있지만 가장 흔한 것으로 검열반과 군날개 두 가지를 들 수 있다.

　먼저, 검열반은 성인에게 흔하게 발생하고, 대개 양안성이며, 검은 눈동자 바로 옆 흰자위 부분에 동그랗게 튀어 올라온 흰점이 노랗거나 붉은색의 결절로 나타난다. 하지만 시력 또는 안구 운동에는 장애를 주지 않는다. 이것은 주로 코쪽 흰자위 부분에 많이 생기는데, 나이가 들수록 뚜렷하게 보여진다.

　검열반의 원인을 보면 자외선, 안구건조증, 염증, 바람 및 먼지 등으로 인한 결막 자극으로 알려져 있다. 검열반 자체에는 혈관이 침입하지 않으므로 결막출혈 또는 충혈이 있을 경우 더욱 뚜렷해진다. 결막염 또는 결막하출혈이 있을 경우 치료를 요하며, 간혹 미용을 목적으로 제거수술을 원하는 사람들이 있지만 수술을 하면 오히려 수술흔적이 남거나 가성익상편 등의 후유증이 생길 수도 있다.

　군날개 또는 익상편이라 불리는 질환의 원인은 확실하지 않다. 하지만 야외에서 많은 시간을 보내는 사람에게 많은 것으로 볼 때 환경적 요인, 즉 자외선에 노출되거나 바람이 많이 불고 건조한 지방에서 활동하는 사람과 먼지가 많은 곳에서 지내는 사람에게 흔히 발생하며, 만성 결막염을 앓던 사람 중에서도 많이 볼 수 있다.

　증상은 눈꺼풀 틈새 구결막에서 삼각형 모양의 섬유혈관 조직이 증식되어 각막으로 침범·진행하며, 바깥쪽 또는 안쪽에 발생

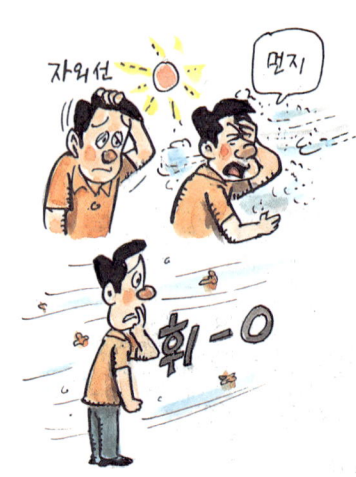

자외선이나 먼지, 바람 때문에 검열반이 발생할 수도.

한다. 하지만 주로 각막의 안쪽에 많이 발생하는데, 증상으로는 각막난시가 생기며 군날개가 동공부까지 침범하면 시력이 떨어진다. 간혹 이것을 백내장 또는 안구종양으로 착각하는 경우도 드물지 않다.

군날개의 치료는 외관상 모양을 좋게 하기 위해 각막 위의 군살을 절제 수술하는 것이 대부분이지만, 수술의 목적은 어디까지나 시력저하를 사전에 방지하기 위함이다. 그러나 수술 전보다 미관상 좋지 않은 흉터가 생기거나 불편을 주는 경우가 있다. 또한 재발률도 30퍼센트 정도가 되므로 안과 전문의에게 정기적인 검진과 수술시기를 상담하는 것이 바람직하다.

3. 눈이 밖으로 돌아가는 간헐성 외사시

30대의 한 직장인 남성이 자신의 고민을 호소했다.

"요즘 들어 자꾸 왼쪽 눈이 바깥으로 돌아가는 느낌이 많이 듭니다. 동네 안과에 가봤는데 사시라고 하더군요. 피곤한 경우 그럴 수도 있다기에 정밀검사를 통해 안경을 세 번이나 다시 맞추기도 했습니다. 그러나 염증치료를 받고 있는데도 두통을 동반한 눈의 통증이 계속되어 이번 주에 회사도 그만두었습니다. 저는 컴퓨터를 오래 보는 일을 하고 있어 피로감이 잦고 안과처방 후 매일 네 번씩 세 종류의 안약을 번갈아가면서 넣고 있습니다. 쉬면서 계속 안정을 취하는데도 호전되지 않아서 수술방법을 문의

했더니, 눈이 돌아가는 걸 잡을 수는 있지만 다시 돌아갈 수도 있다고 하면서 볼펜 끝을 집중해서 보는 연습을 하라고 하더군요. 직장을 계속 다녀야 하는 처지인데, 무조건 쉬라고 하니 답답해서 문의드립니다. 수술이나 다른 치료방법은 없는지요?"

사시란 일반적으로 사팔뜨기라고 하기도 하는데, 양쪽 눈의 시선이 일치하지 않는 상태를 말한다. 즉 한쪽 눈은 물체를 보고 있으나 나머지 한쪽 눈은 다른 곳을 보고 있는 상태다.

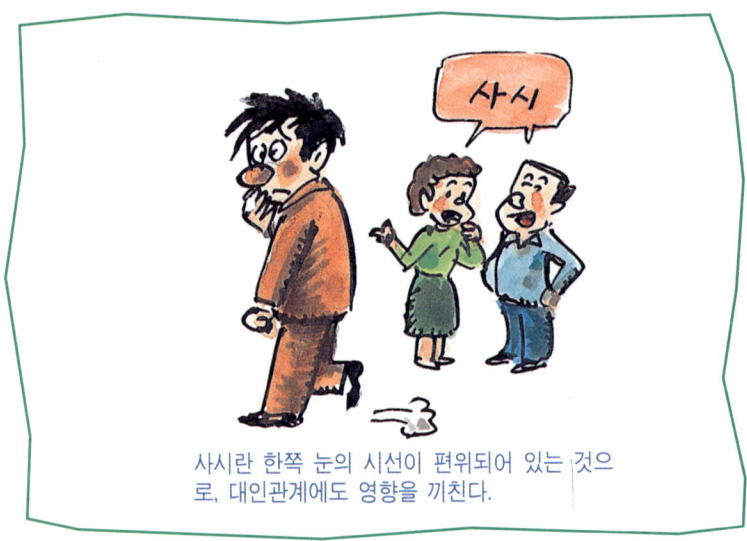

사시란 한쪽 눈의 시선이 편위되어 있는 것으로, 대인관계에도 영향을 끼친다.

안구를 움직이는 근육은 각 눈에 여섯 개씩 있어서 이것이 서로 균형을 이루어 눈의 움직임을 조절하고 사물을 볼 때 양쪽 눈이 같은 물체를 볼 수 있도록 해준다. 이러한 안구의 균형잡힌 움직임은 보통 생후 6개월이 되면 완성된다. 그러므로 생후 6개월 이후에 양쪽 눈의 시선이 일치되지 않으면 사시를 의심해야 한다.

사시의 종류는 여러 가지가 있는데, 대표적인 것으로 눈이 안쪽으로 몰리는 내사시, 바깥쪽으로 벌어지는 외사시, 위로 올라가는 상사시, 아래로 내려가는 하사시로 나눌 수 있다.

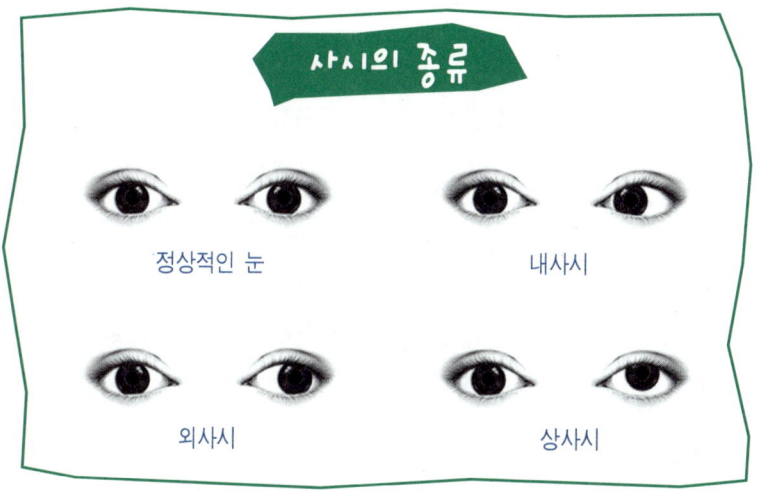

사시의 종류

정상적인 눈   내사시

외사시   상사시

내사시는 다시 여러 가지로 나뉘지만, 고도원시와 관련된 조절성 내사시와 선천적으로 타고나는 유아 내사시가 많은 부분을 차지하고 있다. 일반적으로 많은 사람들이 "사시는 안경으로 치료할 수 있다"고 알고 있는데, 이는 조절성 내사시에만 해당되는 것으로 다른 종류의 사시와는 관계없다. 그러므로 조절성 내사시 이외의 사시는 안경으로 치료가 되지 않고 수술을 해야 치료가 가능하다. 따라서 조절성 내사시와 구분하는 것이 중요하다.

외사시에도 여러 종류가 있으며, 크게는 항상 눈이 돌아가 있는 상태와 간헐적으로 돌아가는 두 가지 종류로 나눌 수 있다. 앞 환자의 경우는 간헐성 외사시로 생각된다.

사시의 수술시기는 10세를 기준으로 나누어 생각할 수 있다. 10세 이전에는 사시 자체가 시력발달과 관련성이 높기 때문에 환자의 나이, 사시의 심한 정도와 종류, 약시의 유무 등에 따라서 수술시기를 결정한다. 반면에 10세 이후에는 시력발달이 완성된 시기이므로 사시 수술의 주목적은 시력회복보다 주로 미용적인 면에 주안점을 두며, 수술시기는 어느 때든 가능하다.

10세 이후에 사시가 있는 사람들은 사회활동에 여러 가지 문제점을 가지는데, 대표적인 예로는 심리적으로 민감한 사춘기에 사시로 인해 놀림을 받거나 대인관계시 상대방에게 집중하지 않는다는 오해를 줄 수 있다. 이 때문에 자신감을 잃고 사회활동도 위축되는 경우가 많다. 그래서 많은 사람들이 결혼 전이나 취직 전에 수술을 받고 생활에 대한 자신감을 회복하려고 한다.

보통 13세 이후에는 전신마취가 필요 없이 국소마취(점안마취)로 수술이 가능하며, 수술중 눈의 위치를 미용적으로 만족스러운 위치로 조정할 수 있기 때문에 예전에 비해 수술성공율이 매우 높아졌다.

보통 수술 직후에 외관상 눈이 바로 되는 경우가 95퍼센트 정도이고 나머지는 근육 및 신경의 이상으로 교정되지 않는 경우다. 물론 수술 후 세월이 흐르는 동안 일부 환자의 경우 다시 사시가 되는 예도 있다. 그러나 대부분의 경우에 수술 전보다는 사시 정도가 가볍고 다시 수술해서 교정할 수 있기 때문에 크게 우려할 정도는 아니다.

4. 비문증을 구체적으로 알자

>>> 눈앞에 물체가 떠다닌다?

실버시대가 도래하면서 이제 '인생은 60세부터' 라는 말이 설득력을 얻고 있다. 그 나이의 사람을 노인이라고 부르면 대단한 실례가 된다는 이야기다. 하기는 요즘 실버세대도 중·장년 못지않은 사랑을 나눈다고 하니 인간의 수명연장만큼이나 사랑과 일에도 연령구분이 없지 않을까 싶다.

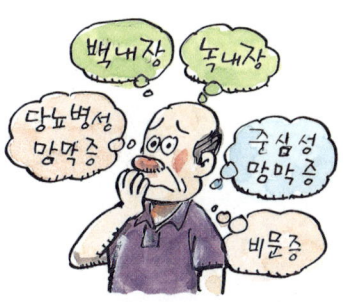

중년 이후에 백내장, 녹내장, 당뇨병성 망막증, 중심성 망막증, 비문증이 많이 생긴다.

그럼에도 불구하고 사회생활을 가장 왕성하게 할 중년에 갑자기 눈질환이 찾아오는데, 대표적인 것이 백내장, 녹내장, 당뇨병성 망막증, 중심성 망막증, 비문증이다.

이 중에서 비문증은 말 그대로 눈앞에 작은 물체가 떠다니는 현상이다. 비문증의 정도가 심한 환자 중에는 떠다니는 물체를 그려 보이는 사람도 있으며, 그 개수를 세는 사람도 있다. 이것은 유리체에 변성이 생기는 것으로, 수정체와 망막 사이의 유리체 내에서 작은 물체가 떠다니는 것이다.

개수도 여러 개일 수 있으며 갖가지 형태로도 나타날 수 있다. 파리나 모기 같은 모양이 다양한 형태로 보이며, 수시로 여러 가지 형태로 변할 수 있다. 때로는 눈을 감아도 보이며, 맑은 하늘이나 하얀 벽, 하얀 종이를 배경으로 보았을 때 더욱 뚜렷하게 보인다.

시선의 중심에 있는 경우도 있고 조금 옆에 위치할 수도 있다. 유리체는 유동성의 고체로 대부분이 수분으로 되어 있고, 콜라겐

섬유, 히알루론산, 비타민 등을 함유하고 있다.

비문증은 대부분 특별한 원인 없이 자연적으로 발생하며, 나이가 들면 더욱 잘 생긴다.

>>> 정밀검사로 밝은 세상을

고도근시가 있는 사람이나 백내장 수술 후 눈 속에 출혈이나 염증을 앓는 경우에는 비문증 같은 증상을 느낄 수 있다. 만일 떠다니는 물체의 숫자나 크기가 여러 달 동안 변화가 없다면 별 문제가 없다.

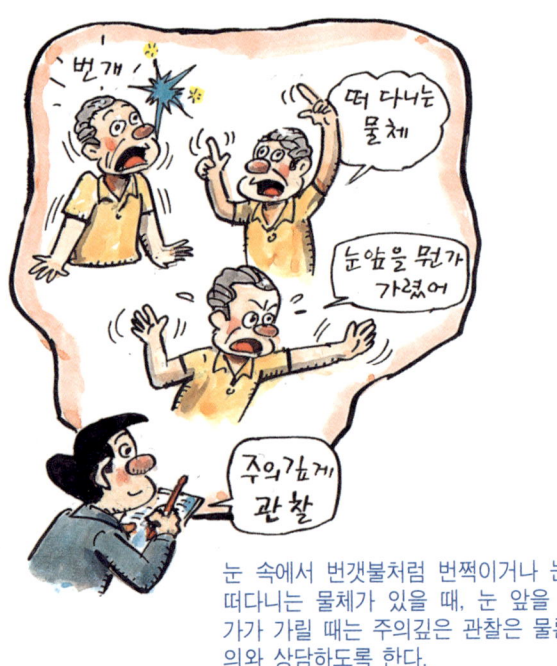

눈 속에서 번갯불처럼 번쩍이거나 눈 앞에 떠다니는 물체가 있을 때, 눈 앞을 무엇인가가 가릴 때는 주의깊은 관찰은 물론 전문의와 상담하도록 한다.

그러나 다음의 경우에는 반드시 안저 정밀검사를 받아야 한다. 떠다니는 물체의 숫자가 많아지거나 커지거나 번쩍이는 번갯불이 보이거나 느껴지면 심각한 질환, 즉 유리체 박리, 망막박리, 망막 출혈 등의 초기증상일 수 있으므로 곧바로 안과 전문의의 진찰을 받아야 한다.

눈 속에서 번갯불처럼 번쩍거리는 증상은 편두통이 있는 경우에도 나타나는데, 나이가 많아지면서 자연히 발생할 수 있는 것으로, 이 증상만 갖고서는 걱정할 필요가 없다.

번갯불 증상과 동시에 눈 앞에 떠다니는 물체가 많아질 때, 또는 눈 앞에 무엇이 가리는 것 같은 증상이 심하게 느껴질 때는 주의 깊게 관찰해야 한다.

아울러 안저 정밀검사를 받은 후에 진찰 및 상담을 받아보는 것이 바람직하다.

5. 어둠 속의 질병, 포도막염

>>> 눈의 암실, 포도막

우리의 인체를 작은 우주에 비교하기도 한다. 이는 음과 양이 존재하며 물과 흙으로 구성되어 있다는 이치처럼 인체 구성조직은 제각각 나름대로의 의미가 있다고 할 수 있다.

'작은 우주인 인체의 거울' 눈의 기능은 카메라와 흡사해서 렌즈에 해당하는 각막, 원·근거리를 조절하는 줌 역할의 수정체,

필름에 해당하는 망막, 암실 역할을 하는 포도막이 있다.

사람의 눈은 탁구공보다 약간 작다. 즉, 직경 2.5센티미터, 용적 6.0cc 정도의 안구는 3층의 막으로 둘러싸여 있는데, 가장 바깥층의 하얀 막을 공막, 중간층은 포도껍질 같다고 해서 포도막(맥락막), 안층은 신경이 분포하는 망막이다. 그중 포도막은 혈관이 많이 분포하고 있어 눈에 영양을 공급하고, 갈색 멜라닌 색소가 들어 있어 외부에서 들어오는 강한 광선을 차단해서 상이 잘 맺히도록 암실을 만들어주는 역할을 한다.

이 막에는 눈 속의 조직 가운데 조리개 역할을 하는 홍채와 이것을 조절하는 모양체 및 물체의 상을 맺게 해주는 망막 바로 뒤 갈색을 띠고 있는 맥락막으로 형성되어 있는데, 이들을 총칭해서 포도막이라고 한다.

>>> 밝은 곳에서 눈이 아픈 포도막 질환

이 포도막 층에 염증이 발생한 경우를 포도막염이라고 하며, 각기 침범된 부위에 따라 홍채염, 모양체염, 홍채모양체염 또는 맥락막염 등으로 나눈다.

원인으로는 외인성과 내인성으로 구별된다. 외인성은 외상 및 외래성감염 등에 의해 발생하며, 내인성은 원인을 알 수 없는 비화농성인 경우가 대부분이다.

거의 모든 포도막염은 특별한 원인균 없이 발병하는 것이 보통이다. 외인성은 바이러스, 곰팡이, 기생충 등 몇 가지가 알려져 있기는 하지만, 그 외 직접 눈을 다치거나 반대편 눈이 터지는 외상을 입었을 때 나타날 수 있다.

증상으로는 빛에 예민한 반응을 보이는 눈부심이나 통증, 흐리게 보임, 충혈 등이 있다. 특히, 초기에는 빛을 보면 눈에 통증을 느끼는 경우가 많다. 이 질환은 감별 진단을 요하므로 염증이나 종양, 혈관계 질환 등 어느 병변에 속하는지 감별해야 하는 문제점이 있다. 따라서 임상에서는 결막염, 각막궤양, 급성 협우각 녹내장 등과 감별해야 한다.

치료는 대부분 원인을 모르기 때문에 완치시키기는 매우 어렵다. 다만, 시력저하를 막고 속도를 늦추는 정도로 치료하는데, 점안약과 내복약, 주사약 등이 병세에 따라 단독 또는 복합적으로 사용된다. 홍채유착을 막기 위해 동공을 넓히고 경우에 따라서는 눈(결막)에 주사를 맞아야 하는 경우도 있다.

치료중 부작용이 나타날 수도 있는데, 그중 스테로이드약물에 의해 몸이 붓고, 혈압 및 안압이 오르거나, 경우에 따라서는 불면증이 나타나기도 한다. 그러나 실명 가능성을 줄이기 위해서는 약물 사용은 어쩔 수 없다. 약 용량을 감량하거나 다른 약물로 대체해서라도 치료를 계속해야 하며, 합병증 정도에 따라 수술 혹은 레이저치료가 필요하다.

만약 치료로 완쾌되었다고 해도 과로하거나, 술·담배를 많이 하거나, 심한 감기에 걸릴 경우에는 재발 위험성이 높다. 그러므로 일상적인 섭생에 조심하고 재발증상을 느끼면 지체없이 안과 전문의에게 진찰을 받아 치료에 소홀함이 없어야 한다.

또한 포도막염은 완치가 안 된다고 하더라도 적극적인 치료는

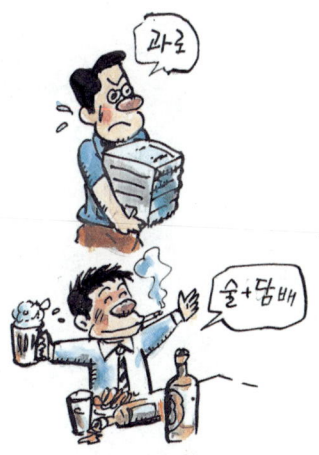

수술 후 완쾌되더라도 과로나 술·담배는 금물.

증세 완화에 효과가 있으므로 치료를 소홀히 하거나 포기하면 좋지 못한 결과를 초래할 수 있다.

6. 눈의 종양 치료는 이렇게

>>> 눈꺼풀의 암

눈꺼풀의 암은 기저세포암, 편평상피암, 지선암 등이 보편적이다. 이 중에 특히 많은 것이 아래 눈꺼풀에 많이 생기는 기저세포암으로, 다행히 이 암은 진행이 완만해서 치료 후의 경과도 순조롭다. 그러나 다른 두 암은 악성도가 높고, 온몸으로 전이되기 쉬운 종양이다. 눈꺼풀에 암이 생기면 1~2달 안에 빠른 속도로 부스럼(종양)이 커지는 것이 특징이다. 아프지는 않지만 눈꺼풀의 색소가 변해 까맣게 되며 궤양이 생기는 등의 증상도 따른다. 또한 수술로 부스럼을 절제해도 재발이 반복된다.

>>> 누선의 암

눈물을 분비하는 누선에 암이 생기는 경우도 있다. 그중에 많은 것은 선상낭포암으로, 악성도가 높은 편이다. 종양이 커지면 안구가 눌려 안쪽의 아래로 돌출해서 사물이 이중으로 보인다.

>>> 포도막의 암

가장 대표적인 것은 피부암의 일종이기도 한 악성 흑색종이다.

악성도가 대단히 높은 것으로 알려져 있어서 다른 장기의 전이로 인해 사망하는 예도 많다.

포도막에 생긴 종양은 눈의 안쪽으로 커지기 때문에 안구가 돌출하는 일은 없지만 점액성의 망막뿌리가 박리되어 사물이 비뚤게 보이거나 변시증, 시력장애 등의 증상이 나타난다.

>>> 안와의 암

안와에 생기는 암은 안와 자체에 암이 발생하는 원발성과 부비강 외에 위나 폐 등 떨어져 있는 장기에서 암이 전이된 것 등이 있다. 원발성으로 가장 많은 것은 악성 임파종이다. 어느 것이나 안와에 암이 발생하면 종양이 안구를 압박하기 때문에 역시 안구의 돌출이 생긴다.

이와 같은 증상이 나타나면 속히 안과의 검진을 받는 것이 무엇보다 중요하다. 안과에서는 눈 안의 종양을 형광안저조영 등으로 검사하는 외에 엑스선 등 화상진단을 한다. 다만, 포도막의 암은 안구에 생기기 때문에 레이저로 종양을 태우거나 레이저광선 응고가 시술되고 있다. 그 밖의 것은 일반적인 암과 같아서 절제수술, 화학요법, 방사선요법을 번갈아가면서 치료하는 것이 일반적이다.

7. 당뇨병과 눈 관리

>>> 당뇨 때문에 눈이 나빠진다

당뇨란 당분이 정상적으로 이용되지 않는 질환으로, 쉽게 갈증이 나고 소변을 자주 보는 증상을 동반한다. 눈에서는 당뇨성 백내장, 녹내장, 망막증 등 여러 가지 장애를 일으킨다. 그중 실명 빈도가 가장 높은 당뇨병성 망막증은 미리 예방하는 것이 최선이며, 만일 발병했다면 신속히 치료해야 할 응급질환이다.

망막증은 망막혈관이 변성되어 출혈을 일으키고 결국 심각한 시력장애를 일으키는 무서운 질환이다. 모든 당뇨병 환자들이 망막증이 있는 것은 아니지만, 병을 앓는 시간이 오래된 사람일수록 발생율이 증가하는 것은 사실이다.

현재까지 당뇨병성 망막증을 예방하거나 진행을 억제하는 확실한 방법은 발견되지 않았지만, 적절한 시기에 레이저치료를 받음으로써 어느 정도 효과를 기대할 수 있다.

적절한 시기에 레이저치료를 받으면 그렇지 않을 경우보다 실명율은 50퍼센트 가량 줄일 수 있다는 보고도 있다. 그러므로 당뇨병 환자들은 눈에 아무런 이상을 느끼지 않더라도 정기적인 안과 진찰을 받아 망막증의 조기발견에 노력해야 하며, 망막증의 진행속도를 늦추기 위한 치료도 조기에 받아야 한다.

>>> 당뇨병을 알면 눈이 행복하다

현재 우리 나라에는 200만명 내지 300만명의 당뇨병 환자가

있는 것으로 추산된다. 당뇨병에 이환된 지 대개 3~5
년이 경과하면 초기 당뇨병성 망막증이 오는 것이
보통이다.

　당뇨병이란 미세혈관의 순환장애가 전신에
걸쳐 일어나는 병으로, 눈은 미세혈관 분포
가 매우 많은 곳이므로 당뇨병으로 인한
합병증이 가장 먼저 올 수 있다. 망막이
란 눈에서 시력을 담당하는 중심으로, 이
곳에 출혈이 반복해서 일어나고 삼출물이
계속 나오면 결국 시력저하가 생기고 나중에
는 실명이 된다.

당뇨병을 앓는다면 망막증 예방을
위해 3~6개월마다 정기검사를 받자.

　당뇨에 이환된 지 10년 후에는 50퍼센트가, 30년 뒤에는 90퍼
센트 정도가 당뇨병성 망막증에 이환되기도 한다. 따라서 당뇨의
수치 조절도 중요하지만 기간이 경과함에 따라 합병증이 증가하므
로 3~6개월에 한 번씩 정기적으로 눈 검사를 받아야 한다.

>>> 당뇨병성 망막증에 대하여

　당뇨병성 망막증은 혈중 당 함량수치보다는 얼마나 오래 당뇨
병이 지속되었느냐가 더 중요하다. 당뇨병성 망막증은 크게 비증
식성과 증식성으로 나뉜다.

　먼저 비증식성 망막증은 망막혈관에 여러 이상이 나타나지만,
비교적 초기상태는 증상이 가볍고 대략 80퍼센트 정도는 진행되
지 않는다. 그러나 불행하게도 망막 중심 부위에 이상이 생기면

시력장애가 올 수도 있다. 따라서 증식성으로 이행되고 있는지 정기적으로 관찰하는 것이 매우 중요하다.

증식성 망막증은 비정상적인 새로운 혈관들이 초자체라는 부위로 증식되는 매우 위험한 상태를 말한다. 이 혈관들은 매우 약하기 때문에 쉽게 파열되어 출혈을 일으키며, 시력을 가리는 것뿐 아니라 반흔(흉터)조직이 형성되면서 망막박리라는 심각한 합병증이 발생할 수도 있다. 이 역시 실명의 원인이 되기도 한다.

치료는 출혈되는 혈관이나 출혈 가능성이 있는 혈관을 레이저 광선으로 응고시켜 혈관이 자라나는 것을 막는 한편, 망막이 떨어져나가는 것을 미리 예방해야 한다. 그러나 망막박리라는 합병증이 발생했을 경우에는 응급수술이 필요하다.

당뇨병은 의사의 치료보다 더 중요한 것이 환자 자신의 노력임은 두말할 필요도 없다. 따라서 당뇨약을 거르지 말아야 하며, 철저한 식이요법을 실시해서 혈당조절에 만전을 기해야 한다.

비증식성인 경우 활동에는 지장이 없지만, 증식성인 경우에는 힘을 쓰는 심한 운동은 자제해야 하며, 아래쪽으로 머리를 숙이는 자세 등도 삼가해야 한다.

앞서 말했듯이 현재까지 당뇨병성 망막증을 예방하거나 진행을 방지하는 확실한 치료방법은 없지만, 조기에 레이저광선 치료를 받음으로써 어느 정도 효과를 기대할 수 있다. 조기에 레이저치료를 받은 경우 치료받지 않은 경우보다 실명율을 50퍼센트 가량 줄일 수 있다는 보고도 있다. 그러므로 당뇨병 환자들은 눈에 아무런 이상을 느끼지 않더라도 정기적으로 3~6개월에 한 번은 안과진찰을 받아 망막증의 조기발견에 노력해야 하며, 망막증의 진행속도를 늦추기 위한 조기치료에 힘써야 할 것이다.

>>> 당뇨병성 백내장, 당뇨병성 녹내장

당뇨병 환자 가운데 70세 이상이면 95퍼센트가 백내장을 갖고 있지만, 홍채에 가려져서 자각증상이 없는 경우가 있다. 특히 50대 이전에 백내장이 있는 경우에는 당뇨병을 의심해야 한다.

당뇨병은 녹내장의 요인이 되므로 반드시 안압을 측정해서 녹내장 유무를 알아보아야 한다.

>>> 당뇨병성 외안근마비, 당뇨병성 일시적 근시

당뇨병일 때 외안근의 일시적인 마비로 복시를 호소할 때도 있고, 원근 조절이 잘 안 될 때도 있다.

당뇨병이 있는 사람이 돋보기를 사용하다가 어느 날 돋보기가 없어도 작은 글씨를 볼 수 있는데, 이는 시력이 좋아진 것이 아니라 일시적으로 백내장 초기에 근시가 나타나는 경우다. 이럴 경우에는 초기성 백내장이 있는지 점검해보는 것이 필요하다.

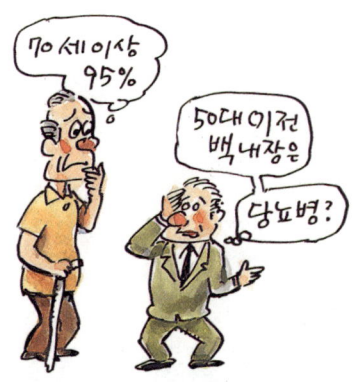

백내장과 녹내장은 당뇨병과 깊이 관련되어 있으므로 주의를.

시력을 높이는 렌즈와 수술

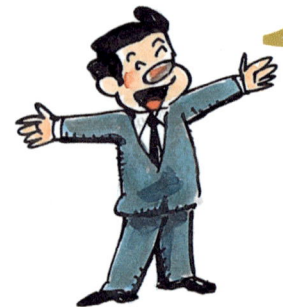

요즘 들어 시력교정을 위한
방법으로 콘택트렌즈와 라식수술이
널리 애용되고 있다. 그러나 좋은
것도 제대로 알고 쓰는 것과
그렇지 않은 것은 천지차이다.
정확한 이해 없이 착용하는 것은
부작용만 초래한다.

1. 콘택트렌즈에 대해 알고 싶은 몇 가지

>>> 실용성 높은 콘택트렌즈

요즘 들어 특히 안경을 착용하기
보다는 콘택트렌즈를 착용하는 사
람들이 크게 늘고 있다. 미용상의
이유도 있겠지만 여러모로 편리하
다는 이점을 내세우기 때문인 듯

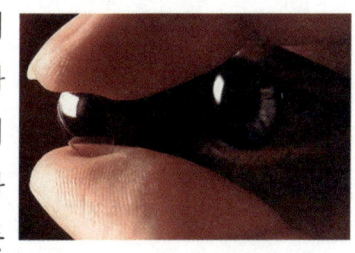

싶다. 그러나 콘택트렌즈가 좋다는 것은 알면서도 상식을 접하지
못함으로써 망설이거나 주저하는 경우가 많다.

그러다 보니 이런 사연을 종종 접한다.

"제 딸아이는 어릴 적부터 시력이 나빠 안경을 일찍 착용했습
니다. 지금까지는 잘 착용해오다가 요즘 콘택트렌즈를 해달라고
조릅니다. 그런데 콘택트렌즈에 대한 상식이 없어 해주어야 할지
말아야 할지 고민입니다. 콘택트렌즈에 대한 전반적인 상식을 알
고 싶습니다."

콘택트렌즈 착용은 시력교정의 가장 보편화된 방법인 데 비해
아직도 정확한 이해 없이 착용하는 경우가 많다.

콘택트렌즈란 근시, 난시 또는 원시와 같은 굴절에 의해 시력이
나쁠 때 눈의 각막(검은 동자)에 부착해서 시력을 교정하는 렌즈를
말한다.

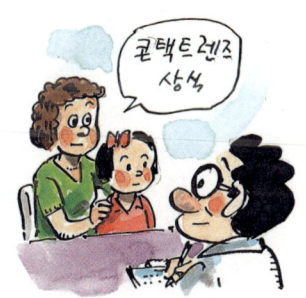

렌즈의 종류에는 재질에 따라 딱딱한 하드렌즈와 부드러운 소프트렌즈가 있다. 하드렌즈는 기존 하드렌즈 외에 산소가 잘 투과되는 RGP렌즈가 있으며, 소프트렌즈는 매일 빼고 자는 매일 착용렌즈, 3~4일 계속 끼고 잘 수 있는 연속착용렌즈와 일회용 렌즈로 나뉜다.

각 렌즈의 특성을 보면 RGP렌즈는 산소투과율이 높아 눈에 손상이 적고, 렌즈의 수명이 길며, 난시의 교정효과가 뛰어난 장점이 있다. 반면, 소프트렌즈는 착용감이 좋아 쉽게 적응할 수 있는 장점이 있다.

렌즈는 안경으로 교정되지 않는 고도근시, 고도원시, 고도난시가 있거나, 두 눈의 안경도수의 차이가 심해 어지러운 경우 혹은 각막의 상처를 치료하기 위해 널리 사용된다. 아울러 미용상의 이유로 안경을 싫어하는 젊은 여성들이 선호하고 있다.

>>> 콘택트렌즈, 알고 쓰면 더 좋다

사람마다 눈의 구조와 생리적 특성이 조금씩 다르므로 개인의 특성에 따라 렌즈를 선택해야 한다.

렌즈 착용을 원할 때는 반드시 안과의사에게 정밀검사를 받은 후 처방에 따라 렌즈를 선택해야 한다.

우리 눈은 평상시 대기 중의 공기와 눈물로부터 산소를 공급받으며 영양분은 눈물, 방수, 결막의 모세혈관에 의해 공급받고 있는데, 렌즈 착용은 이러한 기능에 지장을 초래하기도 한다. 따라서 눈의 크기, 눈꺼풀의 장력, 눈물의 양, 각막의 건강상태와 각막 만곡도 등에 대한 정밀검사를 실시한 후에 착용해야 한다.

렌즈 착용에 의한 부작용으로는 이물감이나 눈의 충혈 또는 불편함이 나타날 수 있으며, 각막에 상처가 났을 경우에는 아플 수도 있다. 심한 경우에는 각막염 또는 각막궤양이 발생해서 시력장애를 초래하기도 한다. 따라서 이러한 부작용을 사전에 방지하기 위해 철저한 안과검사를 받아야 하며, 착용 후에도 정기검진이 필요하다.

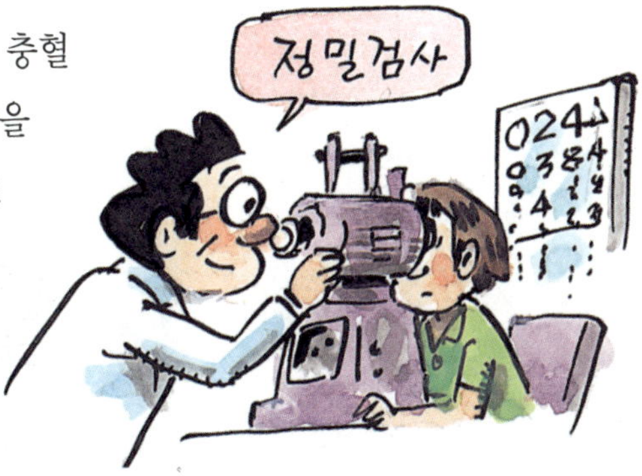

콘택트렌즈를 착용하고 있는 도중에 갑자기 시력이 잘 나오지 않거나, 눈이 심하게 충혈되거나, 아픈 경우 또는 검은 동자에 혼탁이 생긴 경우에는 즉시 콘택트렌즈를 빼고 안과 전문의에게 진찰을 받아야 한다.

렌즈의 관리요령은 세척과 소독을 철저히 해야 하는데, 매일 자기 전에 렌즈를 빼서 세척한 후 렌즈 케이스에 깨끗이 보관했다가 이튿날 착용해야 한다.

렌즈의 소독과 세척을 게을리하면 눈 속에 있는 단백질이나 분비물이 렌즈에 침착되고 세균이 번식해서 염증을 일으킬 수 있다. 따라서 렌즈를 착용하는 환자는 다음 페이지의 그림과 같은 점을 유의해야 한다.

정밀검사

콘택트렌즈는 철저한 검사 후에 착용해야.

콘택트렌즈 착용시의 유의사항

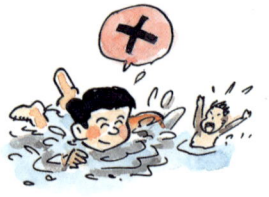

수영할 때는 콘택트렌즈를 빼는 것이 좋다.

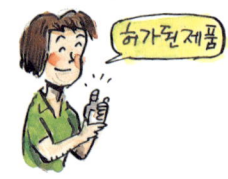

허가된제품

생리식염수 사용시 허가된 제품만 사용해야 한다.

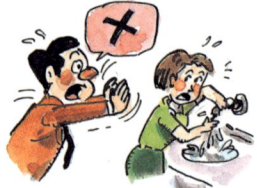

콘택트렌즈를 수돗물로 세척하지 않는다.

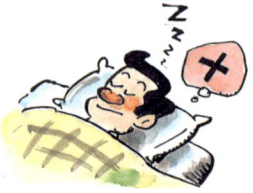

콘택트렌즈를 착용하고 자는 것은 가급적 피하는 것이 좋다.

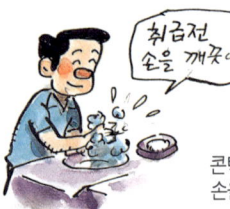

취급전 손을 깨끗이

콘택트렌즈를 취급하기 전 반드시 손을 깨끗이 씻는다.

>>> 특수 콘택트렌즈에 대하여

오늘날 세계의 과학은 눈부시게 발전해서 삶에 많은 편리함을 주는 한편 후유증 또한 심각해졌다. 첨단과학의 발달은 인간미를 상실하게 하며 인간성마저 앗아갈 우려가 있다는 말도 나오고 있다. 우리는 그런 문화적 폐해 시대에 살고 있다. 그 후유증의 하나로 시각매체의 발달로 인해 문화병이라고 일컫는 시력이상이 증가하는 현상을 들 수 있다.

시력이상은 최근 여러 가지 수술방법으로 교정되고 있지만 누구나 수술할 수 있는 것은 아니다. 수술에 적합하지 않은 각막 모양과 두께, 눈의 기질적인 문제 등이 있으며, 수술에 대한 부담과 두려움, 성장이 멈추지 않은 어린이 또는 청소년에게는 해당되지 않기 때문이다. 이때 선택할 수 있는 방법으로 특수 콘택트렌즈를 들 수 있다.

이 시술법은 개개인의 각막에 맞게 제작된 RGP렌즈가 각막곡률을 인위적으로 변형시켜 시력을 회복시켜주는 방법으로, 보편적으로 시술되고 있다.

일반 콘택트렌즈는 렌즈 안쪽을 개개인의 각막 굴곡과 같은 곡률로 깎은 다음 바깥쪽에 도수를 접착한 데 비해, 특수 콘택트렌즈는 바깥쪽에 도수가 없고 안쪽에 각막을 위한 플러스 도수를 접착한 디자인으로 형성된 것이 큰 차이점이다.

이러한 원리로 필요한 도수만큼 각막 중심부를 눌러줌으로써 근시 및 난시가 교정되며, 시술이 완료되었을 때에는 레이저를 이용한 각막굴절수술과 같은 효과를 나타나게 해서 안경이나 렌즈 없이 정상생활이 가능하다.

특수 콘택트렌즈 시술법은 조직의 파괴가 거의 없고, 성과가 없는 경우 시술을 중단하면 원래상태로 돌아가기 때문에 안전하다고 할 수 있다.

연령제한이 없으며 어린이에게도 시술이 가능하다. 특히 중증도 이하의 근시와 난시인 사람에게 효과가 탁월하며, 안경을 착용할 수 없는 어린이와 특수직업의 사람, 이전에 시력교정수술을 받은 사람으로 시력이 불완전한 경우에도 좋은 결과를 나타낸다. 또한 시력교정에 있어 근시진행을 약 40퍼센트 정도 억제해서 고도근시로의 진행을 막아주는 효과도 입증되었다.

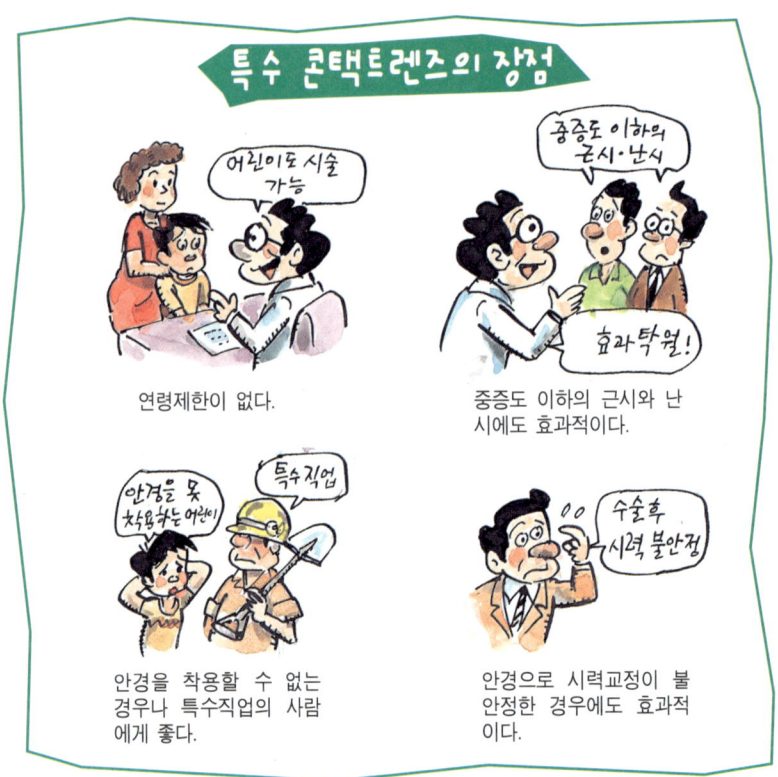

특수 콘택트렌즈의 장점

어린이도 시술 가능

연령제한이 없다.

중증도 이하의 근시·난시

효과탁월!

중증도 이하의 근시와 난시에도 효과적이다.

안경을 못 착용하는 어린이 / 특수직업

안경을 착용할 수 없는 경우나 특수직업의 사람에게 좋다.

수술후 시력 불안정

안경으로 시력교정이 불안정한 경우에도 효과적이다.

이와 같은 렌즈를 처방하기 위해 세극등 현미경검사, 각막 곡률검사, 각막지형도 검사, 각막염색검사, 굴절검사를 해야 한다.

그러나 정확한 검사를 통해 환자에게 렌즈를 시술했다고 하더라도 환자가 렌즈를 착용하는 동안 처방한 렌즈가 광학적·생리학적으로 눈에 적합한지 검사받아야 한다.

2. 시력교정렌즈에 대하여

>>> 새롭게 떠오르는 시력교정렌즈

최근 사회가 무한경쟁과 정보화로 인해 복잡하고 다양화되면서 눈은 혹사당하고 있다. 그로 인해 시력저하가 급격한 양상을 띠고 있는 실정이다. 일반적인 통계에 의하면 유치원생의 30퍼센트, 초등학생의 40퍼센트, 중·고교생의 60퍼센트가 근시·원시와 같은 시력이상을 보이고 있으며, 인류의 문화적 발달 정도를 볼 때 시력이상 비율이 늘어날 것으로 보인다.

이에 올바른 시력교정의 상식을 소개해 정상적인 사회생활을 영위하는 데 도움이 되고자 한다.

진행성 근시는 보통 10세 전후에 시작되어 20세 중반까지 진행되는 것이 보통이다.

진행성 근시의 원인은 유전적 또는 선천적, 환경 및 식생활, 조명, 독서방법 등 여러 가지를 들 수 있다. 과다한 근거리 작업량과 텔레비전 혹은 컴퓨터 같은 시청각 문명의 급속한 보급으로 근거리 조절 작업이 증가함으로써 근시의 진행을 가중시키고 있다. 그 결과 안구의 성장중 전후 안축장이 특히 증가되어 결국 근시를 촉진하기도 한다.

최근까지 이런 진행성 근시를 막기 위한 특별한 방법이 없었다. 부분적이기는 하지만 하드콘택트렌즈가 시력진행 억제에 기여했다. 이런 개념을 응용해서 미국의 한 회사가 개발한 시력교정렌즈를 국내에서도 몇 년 전부터 시술하기 시작했다.

또 국내에서 보완, 개발된 시력교정렌즈도 나와 있으며, 1996년부터 필자가 속한 병원에서 시력교정렌즈의 임상실험 결과 이는 엑시머, 라식, 라섹수술(연령제한, 눈의 조건이 맞아야 함)에 의한 시력 회복시간보다는 더디지만 안전하다는 결과가 나왔다.

>>> 시력교정렌즈에 대하여

시력교정렌즈는 각막(까만 눈동자)의 모양에 맞는 특수하게 제작된 렌즈를 착용시켜, 렌즈의 역 기하형의 굴곡을 통해 각막의 모양(곡률)을 물체의 상이 정상적으로 망막에 맺히게 할 수 있는 모양으로 변형시키는 것이다.

이는 안경이나 콘택트렌즈를 착용하지 않아도 정상시력(1.0)을 유지하며, 근시진행을 방지할 수 있는 바람직한 시력교정 시술방법으로, 대상연령은 소아부터 장년층까지 남녀노소를 불문하고 누구나 가능하다. 그러나 난시가 중증도 이상인 사람, 안구건조증이 심한 사람은 하지 않는 것이 좋다.

시력교정렌즈를 밤에 끼고 잠을 자고 아침에 렌즈를 빼면 정상시력을 유지할 수 있다. 밤에 끼지 못했을 때 낮에 착용해도 정상시력을 유지할 수 있다. 한편, 시력교정렌즈의 부작용은 일반 콘택트렌즈 착용시에 나타날 수 있는 정도다. 또한 만에 하나 부작용이 발생할 경우 렌즈착용을 중단하면 며칠 내로 원래의 눈상태로 돌아오기 때문에 부작용으로 인한 부담은 거의 없다.

3. 라식수술, 함부로 하지 마라

>>> 라식수술은 눈의 만병통치약?

최근 들어 부쩍 눈이 침침하고 시력이 떨어졌다고 해서 라식수술을 의뢰하는 경우가 많아지고 있다. 특히 "라식수술을 받으니 천지가 개벽한 느낌"이라고 말하는 사람들이 증가함에 따라 라식수술에 대한 기대치가 높아지는 실정이다.

결국 시력이 나쁜 사람들이라면 누구나 눈을 최상으로 만들 수 있다고 생각하고 안과를 찾아온다. 그러나 그런 환자들 가운데 10~15퍼센트는 수술을 받지 못한 채 돌아간다. 그것은 검사 결과 수술을 받기에 적합하지 않기 때문이다.

수술해서 좋은 사람이 있고 해서는 안 될 사람들이 있는데 무조건 해달라고 떼쓰는 이들이 많다. 그래서 라식수술을 받아서는 안 되는 대상을 다음 페이지에서 정리했다.

라식수술을 받아서는 안 되는 대상

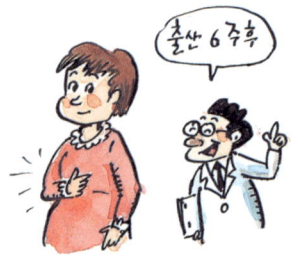

임신중에는 몸의 수분함량 및 호르몬 분비가 달라진다. 이로 인해 각막 상태에도 변화가 오며, 혹시 있을 수 있는 감염 등으로 인해 항생제 등을 복용해야 할 경우 태아에게 해로우므로 임신 전 약 8주, 출산 후 6주 동안은 수술하지 않는 것이 좋다.

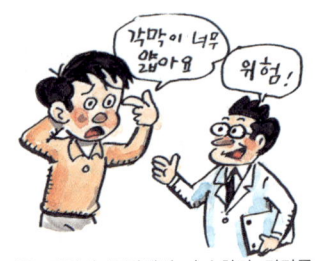

얇은 각막에 무리해서 수술하면 각막돌출 등의 위험이 있다.

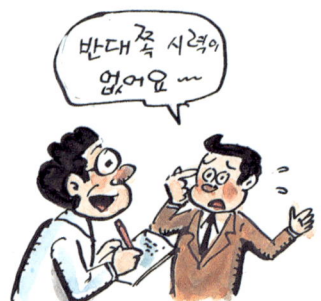

라식수술은 매우 안전한 수술이기는 하지만 신이 아닌 이상 문제발생을 예측할 수 없으므로 반대쪽 눈의 시력이 없는 경우에는 만약을 위해 수술하지 않는 것이 좋다.

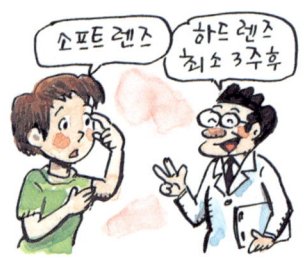

콘텍트렌즈를 사용하면 각막의 형태가 바뀐다. 따라서 렌즈를 빼고 얼마 되지 않아 수술을 받으면 목표한 만큼 교정효과를 볼 수 없어 재수술해야 되는 경우도 있다. 소프트렌즈의 경우에는 1주일, 하드렌즈의 경우에는 최소한 3주일은 렌즈를 착용하지 말아야 정확한 수술이 가능하다.

일반적으로 라식수술을 받았거나 받기 전에 궁금해 하는 공통된 사항으로는 다음의 몇 가지가 있다. 독자들의 판단을 돕기 위해 문답형식으로 정리해본다.

Q : 혹시 수술 후에 다시 눈이 나빠질 수 있나요?

A : 시력이 다시 원래대로 나빠지는 경우는 거의 없다. 다만, 환자들 중 1~2퍼센트 정도 시력이 떨어지는 경우가 있다. 이것은 저도근시보다는 고도근시의 경우에 발생할 확률이 높고, 감퇴된다고 해도 그 전의 시력만큼 나빠지는 것이 아니라, -1.00D 혹은 -2.00D 정도로 나빠진다. 시력으로 표현하면 0.5~0.2 정도다.

라식수술의 가장 큰 장점은 재수술이 가능하다는 것이다. 하지만 무조건 재수술이 가능한 것은 아니며, 잔여 각막의 두께가 충분해야 하며, 시력이 안정될 때까지 경과를 충분히 관찰한 후 시행해야 한다.

Q : 수술하고 바로 다음날 출근할 수 있나요?

A : 요즘 라식수술이 유행하는 원인이 수술 다음날부터 환자의 최대 교정시력이 1.0이라면 80퍼센트인 0.7~0.8 정도로 시력이 좋아지고 수술 다음날 출근하기에 무리가 없다는 데 있다. 더구나 수술 자체가 통증이 거의 없기 때문에 입원할 필요 없이 통원치료를 받으면 된다는 장점도 있다. 다만, 원거리 시력이 일차적으로 회복되면서 근거리 시력이 나아지기 때문에 수술 후 2~3

일은 근거리 작업을 하기에는 불편함을 느낄 경우도 있다.

또 성별에 따라 다르지만, 세안이나 화장, 격렬한 운동, 음주가 제한된다는 점이 직장인들에게는 조금 불편한 사항이 될 것이다. 운전을 많이 하는 경우라면 야간에 불빛이 번져 보이는 현상이 수술 초기 약 2주 혹은 한 달 가량 있을 수 있기 때문에 안전운전을 해야 된다.

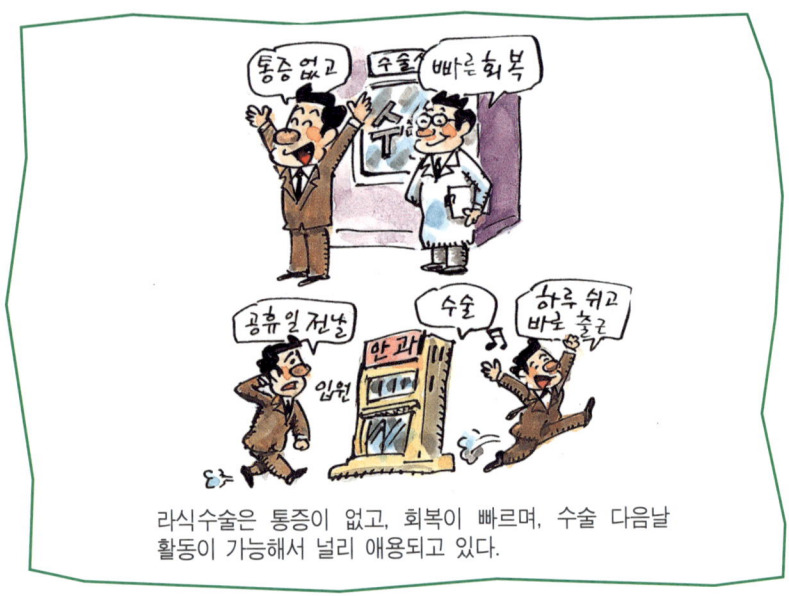

라식수술은 통증이 없고, 회복이 빠르며, 수술 다음날 활동이 가능해서 널리 애용되고 있다.

4. 라섹수술

라섹은 기존의 라식수술보다 더 얇게(각막상피만을) 각막 뚜껑처럼 만들어 옆으로 제쳐두고 엑시머 레이저로 각막을 깎아낸 후 다시 각막상피를 원위치시키는 수술이다.

　엑시머 레이저 수술 때 생길 수 있는 수술 직후의 통증이나 각막혼탁과 같은 단점을 줄였으며, 라식수술을 시행하기에 다소 어려움이 있는 환자, 즉 눈이 작거나 각막이 얇은 경우 격렬한 운동을 하는 사람들에게 라식수술의 대안으로 선택된다. 이 라섹은 유럽 및 미국은 물론 국내에서도 많은 호응을 얻고 있다.

　장점으로는, 기존의 엑시머 레이저 수술보다 수술 직후의 통증과 불편함이 적으며, 각막상피의 결손으로 인한 염증반응을 최소화시켜 각막 절제 부위의 혼탁 발생을 줄여준다는 점이다. 눈에 충격을 받을 위험성이 있는 일부 운동선수들에게서 각막 절편이 밀릴 가능성을 없앤 것이다.

　각막 상피를 남겨둠으로써 눈의 염증이나 수술 후의 회복이 엑시머 레이저 수술에 비해 빠르기 때문에 양쪽 눈을 동시에 수술한다.

　기존의 라섹수술은 -8.0디옵터 이상의 고도근시 환자에서 각막혼탁이 생길 가능성이 있으며 혼탁이 많이 생기는 경우 시력이 크게 떨어진다. 이러한 각막 혼탁의 발생 가능성을 줄이기 위해 기존의 라섹에 약물치료를 병행하는 것을 M-라섹이라고 하며, 이때 사용하는 약제는 마이토마이신 -C다.

　마이토마이신 -C는 예전에 항암제로 사용한 물질이었지만, 최근에는 상처 치유를 조절할 수 있다는 기능이 알려져 안과 영역에서 광범위하게 사용되고 있다. 특히 녹내장이나 익상편 수술 등에서는 필수적인 보조제로 사용되고 있다.

라섹수술에 있어서는 각막 실질세포의 과다한 증식을 억제하는 작용을 해서 라섹수술 후 각막혼탁의 발생을 줄여준다. 기존의 라섹수술과 시술방법은 동일하고 약물을 추가로 사용하는 것이므로 시력교정 효과는 기존의 수술과 동일하다.

라식수술 이후 차세대 시력교정수술로 불리는 라섹수술은 엑시머레이저와 라식의 장점을 접목시켜 만든 수술법으로, 수술 후 시력의 회복기간은 라식보다 길고 통증이 있다는 것이 단점이지만 각막 두께가 얇아 라식수술을 받지 못하는 환자에게는 적절한 근시교정법으로 시술되고 있으며, 안전성 또한 입증되었다.

청년 건강백세 ①

눈병

초판 1 쇄 인쇄 | 2003년 10월 25일
초판 1 쇄 발행 | 2003년 10월 30일

지은이 | 이 무 일
펴낸이 | 신 원 영
펴낸곳 | (주)신원문화사

주소 | 서울시 강서구 등촌1동 636 - 25
전화 | 3664 - 2131 ~ 4
팩스 | 3664 - 2130

출판등록 | 1976년 9월 16일 제5 - 68호

＊ 잘못된 책은 바꾸어 드립니다.

ISBN 89 - 359 - 1152 - 6 04510